Pare de comer
M****

Daniel Bianchi

Pare de comer M****

COMO RECONHECER FALSOS PRODUTOS NATURAIS E VERDADEIROS PRODUTOS QUÍMICOS

© 2019 - Daniel Bianchi
Direitos em língua portuguesa para o Brasil:
Matrix Editora
www.matrixeditora.com.br

Diretor editorial
Paulo Tadeu

Capa, projeto gráfico e diagramação
Allan Martini Colombo

Revisão
Adriana Wrege
Silvia Parollo

CIP-BRASIL - CATALOGAÇÃO NA PUBLICAÇÃO
SINDICATO NACIONAL DOS EDITORES DE LIVROS, RJ

Bianchi, Daniel
Pare de comer m... / Daniel Bianchi. - 1. ed. - São Paulo: Matrix, 2019.
88 p. ; 23 cm.

ISBN 978-85-8230-539-3

1. Hábitos alimentares. 2. Hábitos de saúde. 3. Nutrição. I. Título.

| 19-56137 | CDD: 613.2 |
| | CDU: 613.2 |

Meri Gleice Rodrigues de Souza - Bibliotecária CRB-7/6439

SUMÁRIO

AGRADECIMENTOS 7

PREFÁCIO POR RITA LISAUSKAS 9

INTRODUÇÃO 13

VOCÊ É O QUE VOCÊ COME. CUIDADO! 17

PARE DE SER UM CONSUMIDOR LOUCO! 27

LEIA A LISTA DOS INGREDIENTES 33

PROCURE OS INTRUSOS 37

DE ONDE VEM A MINHA COMIDA? 47

QUANTO TEMPO VAI DURAR A MINHA COMIDA? 51

TRANSGÊNICO! EU? OU VOCÊ? 55

VOCÊ É ALÉRGICO? À MENTIRA TAMBÉM? 59

UM CONSUMIDOR "EM ATMOSFERA MODIFICADA" 67

COMO ENTENDER A EMBALAGEM COM CLAREZA? 77

AGRADECIMENTOS

A realização deste trabalho não teria sido possível sem a contribuição de N****é, U******r, P*****o, K***t, C***-***a, M**'s, D*****e, K******'s, G**********s e A*****v, cujos produtos, amplamente comercializados em todo o planeta, serviram de exemplo para elaborar os conselhos apresentados nesta obra. O verdadeiro e único patrocinador deste livro é o seu editor, a quem agradeço por concordar em publicar a obra a um preço imbatível!

Um agradecimento especial a Phelipe E., que se deu ao trabalho de reler a primeira versão do manuscrito.

PREFÁCIO

O direito de saber

Por Rita Lisauskas

Uma das primeiras coisas que um bebê faz ao chegar ao mundo é se alimentar. Ele nasce, dá aquela choradinha de quem se assustou um pouco com esse mundão, mas logo ganha o aconchego de sua mãe, que o coloca no peito para mamar. A Organização Mundial da Saúde (OMS) não cansa de divulgar relatórios e fazer alertas destacando a importância do leite materno, e como cerca de 1 milhão de mortes neonatais por ano seriam evitadas em todo o mundo com essa simples prática de oferecer aos recém-nascidos, logo em sua primeira hora de vida, o leite de sua mãe, um dos alimentos mais seguros e completos que existem na natureza.

Mas esse momento de sossego dura pouco, quase nada.

Logo começam a dizer a essa família que essa coisa de dar o peito é "muito cansativa". Depois questionam todas as evidências científicas disponíveis e cravam que o leite materno "é fraco", "aguado", "insuficiente", e logo aparece uma pessoa com uma mamadeira cheinha de leite industrializado, "rico em proteínas, lipídios, cálcio e um 'mix' especial de vitaminas e minerais".

Esse é o exato momento em que mostramos o quanto somos presas fáceis do lobby da indústria e das mentiras que nos contam a mando sabe-se lá de quem. Nem sempre conseguimos lembrar qual foi o momento em que trocamos a água pelo suco industrializado. O que tínhamos em mente quando espetamos aquele canudinho plástico na embalagem e oferecemos às crianças, cansadas e suadas depois de horas de correria e brincadeiras? A informação que aparece em primeiro plano na caixinha de que a bebida é "enriquecida com vitaminas, ferro e zinco" é imbatível, todos queremos oferecer o melhor para os nossos filhos.

Dizem que o óleo de canola faz bem para a saúde, que os produtos "light" e integrais são sempre melhores opções a serem procuradas na gôndola do supermercado. Mas ninguém nos conta que a tal canola é algo que sequer existe, que há produtos que se vendem como fitness que são cheios de adoçantes – e que não há consenso se eles realmente são seguros – e que muitos biscoitos que dizem serem feitos com arroz e trigo são também ricos em gorduras saturadas e gorduras trans. Sabe o tal suco de caixinha? A maioria esmagadora deles nem fruta tem, mas sim uma mistura de xarope de maçã, açúcar e conservantes. Estamos perdidos numa onda de desinformação e devíamos desconfiar que algo de muito errado está acontecendo quando descobrimos, ao ler os jornais, que o país que antes lutava para erradicar a fome agora lida com uma epidemia de sobrepeso, obesidade, hipertensão, diabetes e câncer.

O consumidor brasileiro está acostumado a encontrar a quantidade de calorias, o teor de sódio, gorduras totais e carboidratos nas embalagens dos alimentos desde 2003, quando esses dados se tornaram obrigatórios nos rótulos dos alimentos vendidos no país. No entanto, as pessoas não entendem tão bem assim as informações em letras miúdas que são prestadas no formato disponível hoje, segundo pesquisa feita pelo Instituto de Defesa do Consumidor (Idec), que defende publicamente a adoção de informações mais claras na parte frontal da embalagem. A ideia é que a gente "bata o olho" no produto e entenda, por meio de selos de advertência, quando o alimento é rico em sódio, açúcar, gorduras totais, gorduras saturadas, gordura trans e/ou adoçantes. Essa proposta é rechaçada veementemente pela indústria, por motivos óbvios.

Eu tenho o direito de saber o que estou oferecendo à minha família. E sempre procurei entender quais são os interesses que estão em jogo, as mentiras que nos contam e as cascas de banana que são jogadas nos corredores dos supermercados para confundir consumidores incautos e crédulos, como muitos de nós. Ao andar por esse caminho tortuoso, encontrei este livro do Daniel Bianchi.

Nesta obra bem-humorada e debochada, ele nos traz informações baseadas em evidências (porque é um professor e estudioso do Direito de Alimentos), põe o dedo na ferida, abre embalagens, fere suscetibilidades da indústria, sem medo de parecer politicamente incorreto. Mas vamos falar a verdade? Incorreto mesmo é não deixarem que a gente saiba o que estamos comprando e comendo.

Rita Lisauskas é jornalista e autora do livro Mãe sem manual. *Colunista do portal do Estadão e da Rádio Eldorado, é também voluntária da Campanha* O Direito de saber *da Aliança pela Alimentação Adequada e Saudável, formada por entidades da sociedade civil.*

INTRODUÇÃO

Comer é uma religião para alguns, ou uma restrição; para outros, um luxo – ou um sacrifício. Em qualquer caso, nós não somos ursos, embora alguns indivíduos da espécie humana se comportem como eles. Nós não podemos armazenar em nosso corpo, como uma geladeira, ou no armário, alimentos em excesso, que, muitas vezes, jogamos depois no lixo. Infelizmente temos de comer (quase) todos os dias, em quantidades razoáveis.

A comida é um tema essencial e indispensável na luta pela sobrevivência, e não apenas em tempos de crise. Diferentemente do oceano de livros de dieta, que nos levam à conclusão de que não há um regime alimentar único e saudável, este guia tem um objetivo preciso: ajudar o consumidor a escolher os produtos mais simples e naturais possíveis, qualquer que seja a sua dieta, o tipo de comida ou o dinheiro que tenha no bolso.

Recentes pesquisas do Instituto Nacional de Câncer e do Ministério da Saúde do Brasil indicam que mais de 600 mil novos casos de câncer devem surgir no Brasil a cada ano. Mas o que é mais preocupante e ao mesmo tempo desafiador é que um terço dos casos de câncer seria evitado se a rotina alimentar fosse mais saudável.

Informação é um dos pilares de proteção do consumidor. Essa proteção, bem como a proteção da saúde humana, é uma área em que

Daniel Bianchi

o legislador interveio e intervém regularmente. A legislação tem de proteger o consumidor também das fraudes e dos abusos da indústria alimentar. Esta, por meio de técnicas elaboradas e sofisticadas de marketing, se coloca na zona cinza entre o respeito à lei e o engano. O consumidor precisa ter os instrumentos para desmascarar algumas práticas, muitas vezes legais, mas que pecam pela falta de transparência, ou parecem mesmo completamente enganosas, porque contribuem mais em fantasiar a realidade do que a informá-lo.

Hoje, um consumidor, independentemente de sua classe social e de sua renda, tem os mesmos direitos em todos os países: o direito de ter acesso a produtos saudáveis, que respeitam as mesmas regras de higiene, e ter as mesmas informações sobre esses produtos, para ser capaz de fazer uma escolha no momento de suas compras e de consumir alimentos com segurança, em conformidade com os padrões de saúde, econômicos, ambientais, sociais e éticos. Ele também tem o direito de ter proteção caso um problema surja como resultado da compra ou do consumo de qualquer um desses produtos, em qualquer país do planeta.

O rótulo é a carteira de identidade do alimento. Exceto em casos de fraude, os alimentos que você encontra no supermercado não são perigosos para a sua saúde. Vivemos numa época e em sociedades que podem garantir comida saudável e em abundância. O consumidor não deve ter medo de comer – mas ele não pode ser enganado pelo canto das sereias do marketing. Depois de ter apreendido os dez mandamentos desta obra para sobreviver às compras, você nunca mais lerá o rótulo de um produto com indiferença. Ao contrário, vai querer saber mais sobre a sua comida, vai reconhecer falsos produtos naturais – para não pagar um preço que não valem –, vai querer identificar os verdadeiros produtos químicos, para evitar que eles terminem no seu prato.

Neste trabalho iremos abordar o tema da utilidade, insuspeita para alguns, do rótulo e de outras indicações – obrigatórias ou não – que aparecem nas embalagens dos produtos alimentares. O consumidor tem um poder imenso que subestima: cada compra é de alguma forma um voto. Tem um poder real de vida e morte sobre o produto, com consequências econômicas para o fabricante – seja multinacional ou não –, cuja sobrevivência depende da venda de seu produto. Acabou-se o tempo em que o consumidor se via forçado a colocar no carrinho o que a publicidade ou a indústria o induziam a comprar. Agora é a hora dos consumidores responsáveis buscarem informações mais detalhadas e, para quem se preocupa com o planeta, evitar desperdício.

Para ajudar nessa tarefa, nada melhor do que seguir alguns conselhos sobre como "descriptografar" rótulos de alimentos e escolher os produtos melhores na selva de termos que cobrem literalmente cada milímetro quadrado dos pacotes de produtos.

Para não fazer publicidade gratuita dos produtos, amplamente comercializados em todo o planeta, e que serviram de exemplo para elaborar os conselhos apresentados neste livro, não usaremos imagens que permitam identificá-los. Um desafio a mais para você.

Vamos começar as compras! "Pare de comer m****!", disse o grande defensor da boa comida saudável que foi o crítico gastronômico e apresentador francês Jean-Pierre Coffe, em um de seus livros. Com este livro você vai aprender a ver um pouco mais claramente essa "m****", antes que ela vá parar no seu prato.

Boa leitura e bom apetite!

1

VOCÊ É O QUE VOCÊ COME. CUIDADO!

Sim, você enche o estômago com produtos inúteis o dia todo. Inconscientemente ou não.

Como esta obra é um guia para o consumo e com informações gerais, e não um guia nutricional ou de dieta, se você tem problemas de saúde ou precisa de conselhos nutricionais, entenda que este texto não substitui as orientações médicas e/ou nutricionais de profissionais de saúde habilitados.

No entanto, existem duas preliminares, que são o resultado do senso comum, que você deve conhecer e praticar.

Primeira: para viver, você não precisa beber água açucarada com aditivos, ou seja, a maioria dos refrigerantes no comércio.

Segunda: para viver, você não precisa de "gordura bem embalada", ou seja, a *junk food,* disponível todo dia em todo lugar.

Além dessas duas, é importante lembrar: os refrigerantes não são absolutamente necessários, mesmo em um país com forte calor como o Brasil. O corpo humano precisa de água. Você consome refrigerantes não porque tem sede, mas porque o seu organismo está acostumado e viciado nas substâncias presentes nos refrigerantes – a principal delas é o açúcar, mas não é a única.

Você já leu a lista de ingredientes dos refrigerantes? A maioria é feita de água adicionada de açúcar, aditivos e vários aromas para diferenciar os sabores. Quanto mais sofisticado é o sabor, mais você vai pagar. Mas no fim das contas você estará comprando água açucarada e aromatizada, pagando com o preço da sua saúde.

Infelizmente tem gente que acredita unicamente na menção de calorias, levando alguns refrigerantes "zero" e "light" a serem consumidos como se fossem água, como se beber leite ou suco de laranja fosse uma ingestão de calorias contraindicada.

Um bom exemplo de uma publicidade enganosa vem de um anúncio veiculado em 2012 na Europa por uma multinacional que vende um refrigerante muito conhecido e outras bebidas.

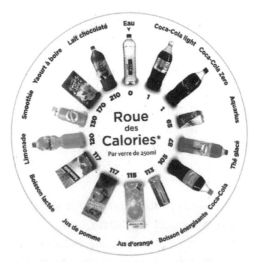

O tal anúncio mostrava uma *Roue des Calories* (roda de calorias) – termo inventado pelos publicitários europeus. Em cima, no topo da roda, uma garrafa de água e sua zero caloria. No sentido horário vinham, em seguida, o tal refrigerante em suas versões light e zero, com 1 caloria cada.

Esse tipo de anúncio – e você já deve ter visto coisas semelhantes no Brasil – é baseado na ideia de que um produto é tanto melhor quanto menos calorias tem, chegando ao absurdo de propagar, indiretamente, que o produto principal da multinacional seria quase tão bom quanto água. A "roda das calorias" não informava sobre o verdadeiro conteúdo das bebidas e levava a pensar que a água, os refrigerantes, os sucos e o leite são produtos equivalentes e substituíveis.

Da mesma forma deturpada, a publicidade faz você acreditar que refrigerantes e bebidas açucaradas o hidratam mais adequadamente, quando simplesmente beber água seria o suficiente.

Existem ao menos mais dois outros motivos para mostrar por que refrigerantes não servem para nada. Vamos analisar primeiro um refrigerante que a sociedade consome tradicionalmente, e que você pode reconhecer pela cor vermelha do rótulo. Até pouco tempo atrás, ele trazia a indicação de que era um refrigerante com extratos vegetais. A indicação sumiu, mas o refrigerante é o mesmo, hoje com a indicação de que contém extrato de noz de cola. Essa "cola" é a castanha de uma planta nativa da África tropical, portanto está aí o tal "extrato vegetal". Mesmo assim, em quantidade pequena e somente para o consumidor brasileiro.

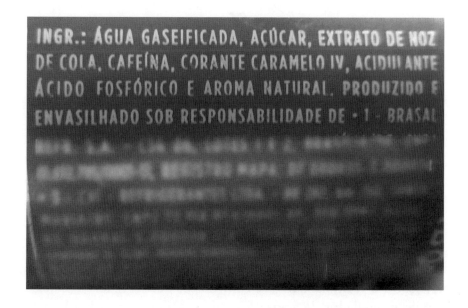

O único ingrediente que existe em maior quantidade nesse tipo de refrigerante é a água gaseificada, seguida pelo açúcar. Em uma lata de 350 ml há 37 g de açúcar, o equivalente a 7 sachês. Para a Organização Mundial da Saúde (OMS), os açúcares não deveriam ultrapassar 10% do consumo diário da população, tanto para adultos quanto para jovens e crianças. Então, o consumo ideal dessa substância para um ser humano saudável deve ser, considerando uma dieta de 2.000 calorias, de no máximo 50 g.

Como você pode perceber lendo o rótulo, se tomar UMA lata (não duas, nem uma garrafa) desse "refrigerante de extratos vegetais", você já terá consumido mais da metade do açúcar que poderia consumir o dia todo.

O seu refrigerante não contém nenhuma gordura, nenhuma proteína, nenhuma fibra alimentar. Resumindo, nada de nada, exceto a metade da quantidade de açúcar de que você precisa por dia, e só com uma lata.

A versão "zero açúcar" do mesmo produto é mesmo "melhor": não contém nada, só água, aspartame e doses de outros edulcorantes.

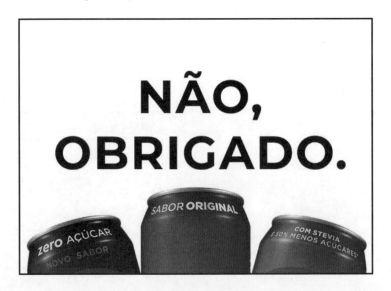

O Brasil recebeu também a versão "mais saudável" da bebida, com adoçante natural estévia e menos açúcares. Na realidade, o fabricante aperfeiçoou a fórmula química com outros conservadores (benzoato de sódio e regulador de acidez fosfato de sódio monobásico) na lista dos ingredientes; o "edulcorante glicosídeos de esteviol" fica em último lugar na lista, no entanto o açúcar continua a figurar em segundo lugar, depois da água.

Todo mundo tem que saber que edulcorantes consumidos em excesso têm efeito laxativo, como o fosfato de sódio monobásico. Você vai aprender que com o uso desses produtos não vai precisar do exercício do esfíncter!

O segundo exemplo de refrigerante que você pode evitar sem problema nenhum é o refrigerante símbolo do Brasil: aquele na lata verdinha e com o nome de uma fruta tropical.

Você acha que bebe a famosa substância revitalizante que há na fruta?

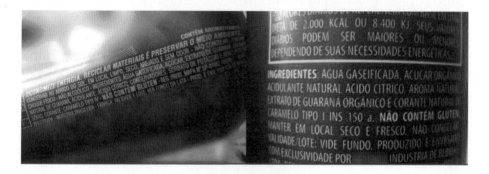

Você acha que deve haver uma porcentagem mínima na lata? Errou duas vezes: ela não contém guaraná, mas uma porcentagem não indicada de extrato de guaraná e aroma de guaraná. Mesmo na versão orgânica (à direita na imagem), não é possível saber quanto de guaraná verdadeiro ela contém. Então, o resultado é o mesmo: água gaseificada açucarada e com aditivos. Você precisa? Eu, não.

Papo gordo

Vamos falar da gordura bem embalada. O que é isso? Como? Você não conhece?

A dificuldade é compreensível: de fato, não é alimento. Os americanos, inventores e principais vendedores do conceito e do produto, chamam isso de "junk food", ou seja, "comida lixo".

Daniel Bianchi

À medida que o crescimento do consumo desse "lixo" diminui nos países industrializados, as indústrias multinacionais alimentares se expandem disfarçadamente nos países em desenvolvimento ou emergentes, contribuindo para a obesidade e os problemas de saúde da população mais pobre.

A nova realidade pode ser compreendida com um único e incontestável fato: no mundo todo, o número de obesos supera o de indivíduos com baixo peso. O paradoxo é que existem pessoas que continuam a morrer de fome e outras que agora morrem de diabetes e doenças cardíacas.

Damos indícios práticos, assim você pode saber do que estamos falando: as marcas T**x, C*******e, K****t, G****o... Se você ficou com água na boca somente por tentar adivinhar os nomes, a situação é grave!

Leia o rótulo de um desses produtos, por favor, e você vai descobrir o verdadeiro conteúdo, que nada tem a ver com as imagens da embalagem: comecemos com aquele que tem uma barra de chocolate preto afundando num lago de leite branco... São produtos que foram tão processados que mesmo no aspecto exterior eles não são semelhantes a nenhum outro alimento e contêm ingredientes que você não conhece.

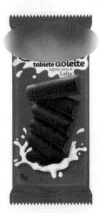

Os ingredientes principais da barra T**x são o açúcar e um monte de gordura (20% do valor diário para uma embalagem de apenas 45 g), acompanhados de outros ingredientes que você não conhece, exceto se tiver um diploma de engenheiro químico: xarope de glicose, dextrose, gordura láctea, amido, poliglicerol polirricinoleato, bicarbonato de sódio, aromatizante.

Ele não é melhor que a sobremesa láctea C*******e: ao açúcar segue-se o leite integral reconstituído, o soro de leite em pó, o leite em pó desnatado e os gostosos pirofosfato tetrassódico, fosfato dissódico e carragena (quase 10% da gordura diária).

No K****t você vai gostar também da gordura anidra de leite, do ricinoleato de glicerila e, mais conhecido (mas vai saber por que está aqui!), do bicarbonato de sódio. Os valores da gordura são explosivos: uma pequena barra e você já tem 35% das gorduras saturadas da recomendação diária!

INFORMAÇÃO NUTRICIONAL 45g (1 unidade)***	Quantidade por embalagem		%VD(*)	Quantidade por embalagem		%VD(*)
	Valor energético	241 kcal = 1.012kJ	12%	Gorduras saturadas	7,8 g	35%
	Carboidratos	27 g	9%	Gorduras trans	0 g	**
	Proteínas	2,8 g	4%	Fibra alimentar	0,9 g	4%
	Gorduras totais	14 g	25%	Sódio	32 mg	1%

* %Valores Diários de referência com base em uma dieta de 2.000 kcal ou 8.400 kJ. Seus valores diários podem ser maiores ou menores dependendo de suas necessidades energéticas. ** VD não estabelecido. *** Porção de referência para wafer é de 30g.

Muito controverso é o uso do marketing para os alimentos de bebês.

O cereal infantil M*****n, cujo rótulo diz "com probiótico, cálcio e zinco", e no site da multinacional produtora é apresentado como "o cereal infantil mais vendido do Brasil e o único com Nutriprotect +, uma combinação de probióticos e nutrientes que oferecem BENEFÍCIOS EXCLUSIVOS", é também altamente açucarado. Pode interessar a você uma outra frase sobre o produto: "Faz bem e seu filho adora!". Essa frase contém duas informações, sendo que uma pode ser verdadeira, a outra não!

A lista é imensa. São milhares de produtos, e pode-se dizer que a metade daqueles que encontramos nas prateleiras dos supermercados é ultraprocessada. Vamos a um último exemplo.

Daniel Bianchi

Muito provavelmente você já experimentou "o chocolate infantil mais querido do Brasil em sua tradicional versão ao leite. Além da nova fórmula, com 65% mais leite quando comparada à versão anterior". Posso apostar que você se lembra da quantidade de leite da versão anterior e pode compará-las facilmente. Em seus só 16 g, o produto contém quase 10% da gordura diária total de que um ser humano precisa.

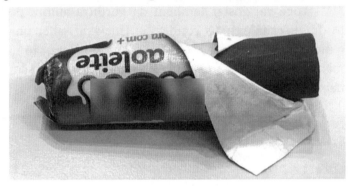

"B***n tem o tamanho ideal para as crianças", indica a publicidade. Quanto ao tamanho eu não posso dizer, mas seriam o açúcar, o poliglicerol polirricinoleato e o aromatizante também ideais para as crianças?

Há ainda alguns alimentos que são comercializados como saudáveis, no entanto muitas vezes apresentam baixa qualidade nutricional. O exemplo típico são os cereais para o café da manhã. A maioria dos cereais disponíveis no mercado contém grande quantidade de açúcar e é acompanhada de imagens de personagens de fantasia para distrair as crianças. O ideal é optar pelos que não têm açúcar e adicionar frutas ou iogurte para adoçar a preparação. Os "cereais de bolso", as barrinhas de cereais, apresentam também grande quantidade de açúcar e sódio. O ideal é optar por aquelas que contêm frutas, flocos de milho, aveia e castanhas.

No Brasil, como na Europa, é vetado o uso da expressão "leite de soja". Isso para evitar confusão com leite de vaca. Além disso, as bebidas à base de soja não oferecem os mesmos nutrientes, como os aminoácidos e o cálcio, contidos no leite de vaca, e a soja pode ser tão alergênica quanto a lactose (presente no leite de vaca).

Ingredientes: água, grãos de soja, açúcar líquido invertido, suco de laranja concentrado, açúcar, maltodextrina, vitaminas C, B3, B6, B2 e B12 e mineral zinco, estabilizantes pectina e goma guar, acidulante ácido cítrico, aromatizantes, regulador de acidez ácido málico, corantes urucum e cúrcuma e edulcorante sucralose. **NÃO CONTÉM GLÚTEN**

Mas o que você precisa saber lendo a lista de ingredientes, quando compra bebidas "concorrentes" do leite, é que está comprando água açucarada com uma porcentagem mínima de soja ou arroz ou aveia ou outros cereais. Olhando para a composição nutricional, será que compensa gastar dinheiro nessas bebidas? Você pode sem problema renunciar ao leite, mas vale a pena comprar bebidas vegetais?

A indústria abusa do que normalmente é entendido como alimento. O que é um "alimento"? Entende-se por alimento "toda substância ou mistura de substâncias, no estado sólido, líquido, pastoso ou qualquer outra forma adequada, destinadas a fornecer ao organismo humano os elementos normais à sua formação, manutenção e desenvolvimento".

Essa definição está na legislação brasileira e não permite nenhuma diferenciação em termos de qualidade. Um alimento é tudo aquilo que você pode ingerir, porque o legislador não define o que se deve entender por "elementos normais" à formação, manutenção e desenvolvimento do organismo humano. A indústria construiu toda a sua fortuna sobre essa falta de definição.

Você agora sabe que a alimentação é mais do que a ingestão de tudo que pode ser ingerido. Assim, o ideal é optar por alimentos naturais (água, frutas frescas, legumes, cereais não processados), e, quando escolher produtos industrializados, busque as informações nos rótulos e na lista de ingredientes para optar por aqueles de melhor qualidade nutricional.

Se você não se dispuser a reduzir o consumo de "comida lixo", não vale a pena ler o resto do livro. Você acabou por gastar neste livro o dinheiro com que poderia ter comprado falsos alimentos, destinados a aumentar a sua produção excrementícia.

2

PARE DE SER UM CONSUMIDOR LOUCO!

Sim, pare de ser o consumidor querido pela publicidade das principais redes de comunicação televisiva do Brasil: o consumidor que não se lembra da lista de compras, mas que não se esquece de pôr no carrinho o produto visto na televisão, sem nem saber o que está comprando e por quê.

Infelizmente, a época de ser criança acabou. Você não precisa de contos de fadas para dormir e nem para fazer compras. Aprenda então a ler o rótulo dos alimentos e a reconhecer os contos: não há nada de original em um produto que precisa indicar a sua originalidade, como na imagem abaixo.

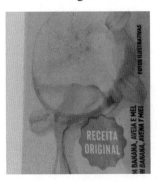

Se a receita é original e as imagens são só "ilustrativas", é uma prova a mais de que você está comprando uma imagem meramente ilustrativa. Lendo a lista dos ingredientes você vai descobrir que a "receita original" é rica em conservantes, estabilizantes, emulsificantes...

Você também não vai descobrir nada no rótulo sobre os óleos nem sobre as fazendas sustentáveis mencionadas na imagem abaixo. Também não adianta consultar o site do produtor: boas imagens, sem nenhuma precisão... Como se fosse um conto de fadas.

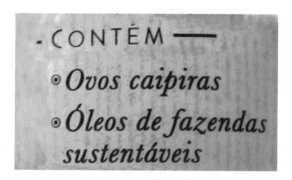

E não é só uma questão de educação, nem de dinheiro.

Ninguém quer reduzir o problema da escolha da comida a uma espécie de Fla x Flu alimentar. É verdade que há comida para ricos: o preço da comida orgânica não é acessível para a maioria da população brasileira. Uma parte nem come o suficiente, o que já é um escândalo, por ser o Brasil um dos maiores países agrícolas do mundo. Uma parte ainda maior come muito mal, o que é um escândalo mais grave para um país cuja Constituição inclui o direito à alimentação entre os direitos sociais individuais e coletivos, e considera a saúde "um direito de todos e dever do Estado".

A questão econômica também não é uma razão para desistir. Não é verdade que para comer bem você deve pagar muito. É uma questão de escolha de produtos e de voltar a usar o fogão.

No Brasil, a rotulagem dos alimentos embalados é obrigatória e é regulamentada pela legislação brasileira, por órgãos como o Ministério da Saúde, por meio da Agência Nacional de Vigilância Sanitária (Anvisa), o Ministério da Agricultura e o Instituto Nacional de Metrologia, Qualidade e Tecnologia.

O Código de Defesa do Consumidor (CDC) completa o quadro normativo e pode ser utilizado para questões que não estejam esclarecidas pelas demais regulamentações.

É exatamente por isso que todos os consumidores devem ser capazes de ler o rótulo para reconhecer os ingredientes "naturais" (que devem se encontrar no alimento básico, por tradição ou simples lógica) e separá-los dos ingredientes "industriais" ou "artificiais", como devem ser realmente chamados.

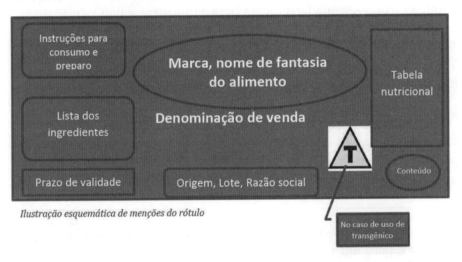

Ilustração esquemática de menções do rótulo

Além do mais, a legislação sobre a rotulagem se aplica a todo alimento oferecido aos consumidores, destinado ao comércio nacional ou internacional, qualquer que seja sua origem, qualquer que seja o lugar em que seja vendido, embalado na ausência do cliente e pronto para oferta ao consumidor: do supermercado de Recife à pequena loja em Porto Alegre, do quiosque da praia de Copacabana à butique de queijos caseiros do Alto de Pinheiros, em São Paulo.

Portanto, a informação fica disponível para todo brasileiro, mesmo que sem acesso privilegiado, ou quase: existem cerca de 14 milhões de adultos analfabetos.

O que importa é fazer um esforço para ler e escolher do melhor jeito.

Isso não é também uma batalha de retrocesso para encontrar e preservar os sabores de outrora, nem uma luta de classe contra o capitalismo industrial. Ninguém nega a contribuição da indústria de alimentos para alimentar uma população cada vez maior, para melhorar a distribuição, a conservação e a produção de alimentos, ou para a emancipação da mulher. No entanto, os processos industriais foram rapidamente desviados da produção de alimentos em escala industrial para tornar-se a produção em massa de produtos químicos ou artificiais que nada têm a ver, exceto pelo nome e pela aparência, com o alimento original. A comida tornou-se uma ferramenta para a indústria, e não vice-versa.

Ingredientes do macarrão: farinha de trigo enriquecida com ferro e ácido fólico, gordura vegetal, sal, reguladores de acidez carbonato de potássio e carbonato de sódio, estabilizantes tripolifosfato de sódio, pirofosfato tetrassódico e fosfato de sódio monobásico e corante sintético idêntico ao natural betacaroteno. **Ingredientes do tempero em pó:** tempero sabor carne*, cebola em pó*, alho em pó*, carne bovina em pó, salsa triturada*, cacau em pó, antiumectante dióxido de silício, realçadores de sabor glutamato monossódico, inosinato dissódico e guanilato dissódico, corante caramelo III e aromatizantes. *ALIMENTOS TRATADOS POR PROCESSO DE IRRADIAÇÃO. **ALÉRGICOS: CONTÉM CEVADA, SOJA, LEITES E DERIVADOS DE TRIGO. PODE CONTER CENTEIO, AVEIA, CRUSTÁCEOS (CAMARÃO), OVOS, PEIXES, AMENDOIM, AMÊNDOA, AVELÃS, CASTANHA-DE-CAJU, CASTANHA-DO-BRASIL, MACADÂMIAS, NOZES, PECÃS, PISTACHES, *PINOLI*, CASTANHAS E LÁTEX NATURAL. CONTÉM GLÚTEN.**

Veja a imagem acima: 22 ingredientes, dos quais 12 são aditivos químicos, para um macarrão instantâneo. Toda essa ciência e química para ganhar alguns minutos na preparação do delicioso macarrão!

No fim das contas, é também uma questão de tempo, do tempo que você pode reservar para fazer compras e depois para cozinhar e comer. E não se trata de tempo perdido.

Seria uma maneira de proteger, ao mesmo tempo, os consumidores brasileiros e reforçar a economia do país, adequando se fala em negociações de acordos de livre-comércio. O Brasil é um grande país agrícola, com potencial para o desenvolvimento de uma produção de alta qualidade e de grandes quantidades para exportação, com base em normas internacionais.

A comida brasileira tem características típicas da dieta mediterrânea. As presenças portuguesa e italiana tornaram o Brasil uma espécie de prolongação culinária do extremo leste da Europa, do outro lado do Oceano Atlântico. A adição da influência japonesa/asiática permitiu construir, junto com a tradição indígena e graças aos ingredientes culinários e à indispensável e esquecida contribuição dos escravos africanos, uma dieta que é posta em risco hoje por hábitos e estilos de vida pouco saudáveis. Tudo isso poderia contribuir para tornar a dieta brasileira um modelo de alimentação saudável.

O importante é não se limitar à versão da tradição em "kit", como na imagem a seguir.

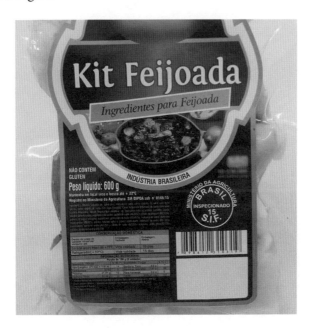

A indústria, muitas vezes, tem a falsa ideia de que investir na informação dos consumidores e fornecer alimentos de qualidade e naturais implicam custos pelos quais nem todos os consumidores estariam dispostos a pagar.

A ideia de que a comida deve ficar sempre mais e mais barata deveria levar o consumidor a refletir. Há um provérbio inglês que diz: "The only free cheese is in the mouse trap", que pode ser traduzido como: "Queijo de graça só existe na ratoeira".

Vamos nos colocar no ponto de vista do consumidor para ver as indicações que aparecem nas embalagens de alimentos. Nós examinaremos aquilo que simplesmente pretende informá-lo (ingredientes, origem, calorias), aquilo que lhe permite fazer uma escolha sábia (datas-limite, alérgenos, alegações nutricionais, transgênicos etc.) e, finalmente, vamos dar conselhos para compras.

3

LEIA A LISTA
DOS INGREDIENTES

A vida moderna é uma correria. Fazer compras é uma correria. Não tem tempo para ler?

Saiba que na embalagem há dois tipos de informação: as obrigatórias e as voluntárias, ou seja, o marketing. Se você acha que não tem tempo para ler todas as informações que aparecem no rótulo dos alimentos, comece por deixar de lado a publicidade ou o marketing e concentre-se em uma única coisa: a lista dos ingredientes.

Nas informações ao consumidor, duas grandes regras devem ser respeitadas:

a) A rotulagem deve ser justa e não deve induzir o consumidor a erro (a composição do produto, sua origem, quantidade, durabilidade, fabricação, características).

b) A rotulagem deve incluir informações objetivas para o consumidor. Elas devem ser escritas precisamente e serem fáceis de entender.

O rótulo, usado pelos fabricantes como uma isca de comercialização, é o cartão de identidade do produto, e, como tal, deve ter dados verdadeiros e verificáveis e, acima de tudo, deve ser acompanhado de imagens correspondentes à realidade do produto.

O risco de enganar o consumidor médio pode ser avaliado levando-se em conta a lista de ingredientes, que é obrigatória e representa um parâmetro básico para determinar a escolha do consumidor, mas também devem ser considerados outros elementos que possam contribuir para distorcer a livre escolha com informações enganosas: publicidade ou efeitos emocionais causados por imagens que representam os ingredientes ou a denominação.

Vendedores, não de comida, mas de sensações ou emoções, têm lugar cativo nas novelas! Quando você está no supermercado, não precisa ouvir contos de fadas sobre o alimento, mas comprar verdade.

Infelizmente, muitas vezes o marketing é usado para apresentar um discurso ou fazer uma representação gráfica que possa tornar a informação da realidade mais bonita ou induzir o consumidor ao erro. Um exemplo nas imagens abaixo: o nome e a imagem dos frutos amazônicos aparecem em primeiro plano e constituem, inclusive, a marca do produto (que você adivinharia sem dificuldade nenhuma). O produto contém só um extrato de ambos. Na nova versão "preta", não somente desapareceu o açaí da imagem e da denominação, mas também os ingredientes, exceto a menção "sabor açaí". O fato é que a simples presença do aroma natural de açaí na composição da bebida autoriza o fabricante a se apoderar do nome da fruta, mas não obriga você a comprar a tal bebida.

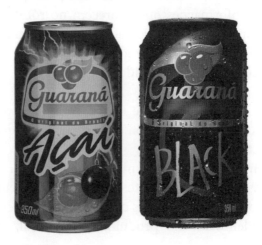

PARE DE COMER M****

Resumindo, evite todos os produtos que escondem a verdadeira natureza de componentes químicos atrás de sabores, aromas ou simplesmente imagens.

Portanto, se você quiser experimentar novidades, compre bebidas orgânicas, que são mais gostosas e naturais, apesar de serem mais caras.

O que se vê com frequência são embalagens em que se destaca a presença – ou ausência – de componentes que são próprios de alimentos de igual natureza. Ou, pior, equiparar alimentos que não são comparáveis: por exemplo, chocolates que demonstram, mediante ilustração, que o consumo de determinada quantidade equivale ao consumo de um copo de leite.

Na selva de puro marketing, na floresta de referências e indicações que invadem todos os espaços das embalagens de alimentos, nem sempre é fácil para o consumidor separar o joio do trigo.

A lista de ingredientes é uma área protegida nesse pântano do marketing desenfreado.

Convido o consumidor a ler a lista cuidadosamente. Talvez seja preciso andar com uma lupa, porque as letras lembram mais aquelas cláusulas vexatórias escondidas, típicas dos contratos de bancos ou companhias de seguros.

Você vai descobrir uma riqueza de informações prestando atenção a três elementos: a ordem, o número e os nomes dos ingredientes.

A lista de ingredientes deve estar em ordem decrescente de quantidade utilizada para a fabricação do alimento. Então, o primeiro ingrediente é aquele que está em maior quantidade no produto, e o último, em menor quantidade.

> **Ingredientes:** água, açúcar, suco concentrado de laranja, acidulante ácido cítrico, antioxidante ácido ascórbico, aroma natural de laranja.

Ao saber que os ingredientes são listados em ordem decrescente, você irá descobrir que, em vez de comprar uma sopa de legumes, você está comprando água salgada; em vez de um suco de frutas, água com açúcar aromatizado. Por tudo isso você também paga caro, e por litro.

Escolha sempre produtos que tenham a lista de ingredientes mais curta. Em geral, quanto mais curta é a lista, maior é a probabilidade de ser um produto "natural" ou não transformado. A imagem a seguir é um exemplo: mais de trinta ingredientes, dos quais mais da metade são aditivos, para um macarrão instantâneo que é tratado "por processo de irradiação" também!

Ingredientes da massa: Farinha de trigo enriquecida com ferro e ácido fólico (mínimo 60%), gordura vegetal, fécula de mandioca (máximo 16,5%), sal, reguladores de acidez carbonato de potássio e carbonato de sódio, estabilizantes tripolifosfato de sódio, pirofosfato tetrassódico e fosfato de sódio monobásico e corante beta-caroteno. **Ingredientes do tempero em pó:** Farinha de arroz, sal, açúcar, preparado condimentado sabor queijo suíço, condimento preparado queijo, composto lácteo, preparado alimentícia sabor queijo parmesão, condimento preparado sabor requeijão, amido modificado, queijo em pó sabor gorgonzola, preparado condimentado sabor queijo*, condimento preparado sabor queijo disperso em sal*, condimento à base de extrato de levedura e sal, alho em pó*, noz-moscada em pó*, condimento preparado pimenta*, gordura vegetal, realçadores de sabor glutamato monossódico, inosinato dissódico e guanilato dissódico, aromatizante e antiumectante dióxido de silício. *ALIMENTOS TRATADOS POR PROCESSO DE IRRADIAÇÃO. Pode conter traços de aipo, ovo, soja, camarão, peixe, mostarda e gergelim. CONTÉM GLÚTEN.

A regra de ouro do *Guia Alimentar para a População Brasileira* – obra elaborada e disponibilizada gratuitamente pelo Ministério da Saúde – é: "Prefira sempre alimentos *in natura* ou minimamente processados e preparações culinárias a alimentos ultraprocessados" – a qual também deve inspirar a legislação de todo o mundo e guiar o consumidor na selva das informações do rótulo.

4

PROCURE OS INTRUSOS

Se você tiver um tempo, leia os nomes dos ingredientes. Eles aparecem com o nome específico, exceto os aditivos, que podem ser indicados por um número. Se você encontrar um ou dois desses entre os ingredientes do produto, ainda pode ser aceitável. Cinco, seis, dez? Gentilmente, coloque-o de volta à prateleira, sem agitá-lo... Você lidou com um produto químico, e não com um gênero alimentício.

Não é normal fazer uma maionese usando ovos, limão, azeite, mostarda, uma pitada de sal e pimenta? Ou uma musse de chocolate usando apenas ovos frescos e um bom chocolate?

Por que, então, os que são vendidos no supermercado têm uma longa lista de ingredientes, que nem sempre começa com os naturais, mas com ingredientes que você nunca usaria numa musse ou numa maionese caseira? Já viu os ingredientes de maionese industrializada? Água, óleo vegetal, amido modificado, açúcar, cloreto de potássio, aromas... antes de encontrar o primeiro ingrediente "normal", ovos, mas, nesse caso, pasteurizados e seguidos de uma longa e rica ladainha de produtos químicos. Complementada, às vezes, por uma indicação de que "pode conter ovos"!

Ingredientes: água, óleo vegetal, ovo pasteurizado, amido modificado, vinagre, açúcar, sal, cloreto de potássio, suco de limão, conservador ácido sórbico, estabilizante goma xantana, acidulante ácido fosfórico, sequestrante EDTA cálcio dissódico, corante natural páprica, aromatizante, antioxidantes BHA, BHT e ácido cítrico. **NÃO CONTÉM GLÚTEN.**

Ressaltar um ingrediente que normalmente faz parte da composição do alimento também é inaceitável. "Maionese preparada com ovo": toda maionese deve ter ovos em sua composição. Assim, chega a ser um absurdo que o fabricante tenha que afirmar que a sua é a "verdadeira maionese", que contém mesmo "ovos caipiras". Lendo a lista dos ingredientes, você descobre que são ovos pasteurizados, o que significa que eles são aquecidos a uma temperatura de mais de 60° C durante um tempo, matando todos os micróbios e, ao mesmo tempo, os nutrientes dos caipiras...

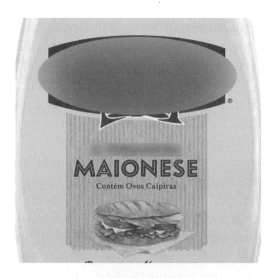

Mas como descobrir os intrusos? Já foi dito que os aditivos têm um número, e há mais de uma razão para evitá-los. Às vezes, os produtos contêm outros aditivos, que não aparecem na lista dos ingredientes. Trata-se de substâncias utilizadas para facilitar uma fase de fabricação do alimento. Seu uso pode deixar a presença não intencional de resíduos inevitáveis. Eles incluem produtos alvejantes (para depenar aves), agentes para clarificação ou filtração, lavagens, biocidas, metais pesados, solventes, resinas, formol, gás, óleo. Desculpe-me por estragar seu apetite.

Outra coisa estranha que você pode encontrar na lista dos ingredientes são os aromas. Os aromas são produtos usados para "melhorar" o sabor dos alimentos. É triste ver como o significado comum da palavra "aroma" (essência odorífera agradável; perfume; fragrância) e o seu poder evocativo (o aroma de café, do vinho) são usados, sendo que o alimento passou por processos químicos para restaurar o sabor que perdeu – ou que nunca teve – por causa de seus métodos de fabricação. Como na imagem a seguir: o pó para bebida na realidade não é o suco concentrado, mas uma mistura de aromas sintéticos e corantes artificiais para criar o suco... de magia!

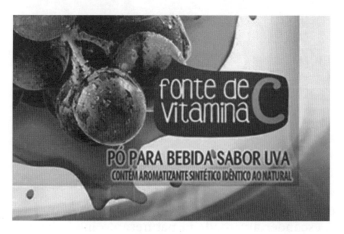

Eles podem ser artificiais (criados por reações químicas de síntese, em laboratório) ou naturais (de origem vegetal, animal ou microbiológica). No Brasil existe uma terceira categoria: "aromas (sintéticos) idênticos aos naturais". Atualmente, a maioria dos aromas usados são "idênticos aos naturais".

A diferença entre um idêntico e um autêntico está no método de obtenção das moléculas. Enquanto nos aromas naturais as moléculas são obtidas a partir de produtos de origem animal ou vegetal, por processos físicos, os demais são criados por reações químicas de síntese, em laboratório. O fato é que os "idênticos" são "aromas sintéticos" que possuem as mesmas moléculas aromáticas dos naturais, e isso não justifica o nome que têm.

Leia abaixo: "Contém aromatizante sintético idêntico ao natural" – o aromatizante é sintético ou natural? Se é idêntico, por que não usar o natural? Viva a confusão!

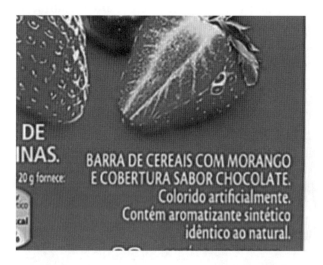

Trata-se de outro exemplo de linguagem do marketing para permitir à indústria esconder a verdadeira natureza do ingrediente: os "aromas idênticos" são aromas artificiais, sintéticos, químicos, industriais – esses são os sinônimos a usar, não a expressão enganadora "idêntico ao natural", que significa que são mais baratos para a indústria.

Os aromas não são considerados aditivos, mas ingredientes. Na verdade, eles não são consumidos como tal, mas são incorporados aos alimentos para dar-lhes um cheiro (perfume) ou um gosto particular (sabor). Na prática, são usados para "reconstruir" o sabor de um produto transformado para torná-lo mais parecido com o original. E eles têm a vantagem de ajudar na preservação do produto e no armazenamento, para que permaneça disponível por muito mais tempo, como qualquer produto químico – em contraste com os frutos frescos e maduros cujo aroma eles pleiteiam.

Em geral, para os outros intrusos, a escolha é fácil: deixe de lado os produtos cujos ingredientes têm nomes que você não conhece, que parecem saídos de uma receita de feiticeira ou de um restaurante de *Star Trek*. Os ingredientes devem ser claramente indicados. Liberdade de expressão é apenas um meio para enganar você.

Na imagem a seguir você pode ler que o produto é "feito com ingredientes que você conhece". No entanto, ao ler a lista dos ingredientes no verso da embalagem, você vai descobrir se conhece, por exemplo, o ácido fólico, o ovo desidratado, os corantes, as proteínas de soja... Se você trabalha para a indústria química ou farmacêutica, pode ser!

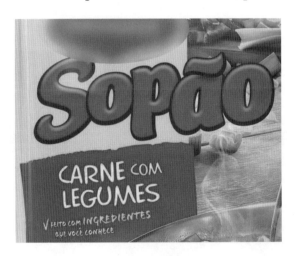

Você já ouviu falar de ingredientes presentes na forma de nanopartículas? "Nano" significa extremamente pequeno. Trata-se principalmente de determinados aditivos, como cloreto de cálcio, agentes de coloração, tais como o dióxido de titânio e óxido de ferro, e formas de sílica utilizadas como antiaglomerantes.

São úteis e necessários? Excelente questão. Primeiro, eles não são úteis para você. Segundo, no Brasil eles não são indicados nos rótulos em razão da ausência de uma legislação, ao contrário do que ocorre na Europa, em que todos os ingredientes que estão na forma de nanomateriais fabricados são claramente identificados na lista de ingredientes.

Há coisas que não deveriam estar em alguns alimentos – e não falo dos contaminantes ou pesticidas, mas de outros elementos que não podem ser chamados de alimentos ou ingredientes, porque não estão presentes naturalmente na comida.

Portanto, é enganoso chamar um produto de "artesanal", de "tradicional" ou "de acordo com a receita" da avó, tia ou tio quando tal produto tem aromas ou ingredientes industriais (aditivos, conservadores ou corantes). Os três produtos "tradicionais" abaixo compartilham o uso abundante de aditivos, provavelmente para acentuar o sabor "tradicional" da receita.

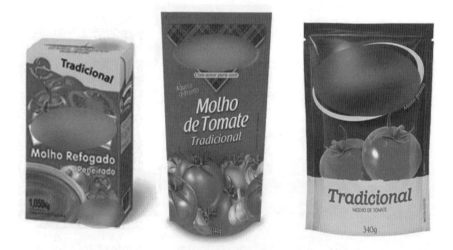

Da mesma forma, é enganoso indicar que "contém fruta", quando a quantidade dela é mínima e em vez disso há aromas ou corantes – e a maior parte da fruta que há é aquela que aparece na foto da embalagem.

Quando você vai ao supermercado e compra um suco, sabe dizer se é realmente um suco ou se se trata de um néctar? Sabe a diferença entre eles? Qual contém mais polpa de fruta?

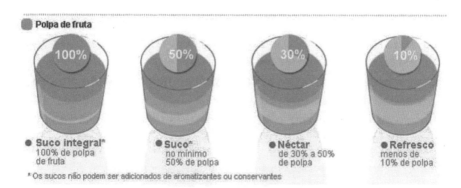

Fonte: Anvisa

Quando se trata de escolher um verdadeiro suco e não água açucarada e aromatizada, evite os refrescos, sobretudo o pó para refresco. O suco de fruta em pó para misturar com água tecnicamente não é uma bebida, porque não está pronto para beber. Também não é suco, porque a quantidade de suco ou polpa de fruta é de aproximadamente 1% antes de ser misturado com água. O custo é acessível porque você está comprando açúcar, e não fruta! O açúcar é mais de 70% do produto, 1% é polpa e o resto são aditivos!

Então por que comprar os sucos de caixa se, de maneira geral, apresentam muito pouca quantidade de suco de fruta e muitos aditivos e corantes?

Os fabricantes chegam a calcular a porcentagem de polpa após a diluição em até dois décimos depois da vírgula!

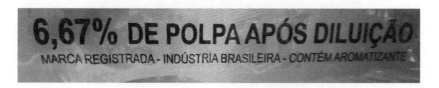

Os brasileiros parecem se esquecer da boa sorte que têm. O Brasil é o país da fruta! Prefira a fruta fresca, sabendo que mesmo o suco integral ou a polpa extraída, congelada e bem armazenada, não garantem os nutrientes de uma boa fruta fresca ou sem agrotóxicos.

Efetivamente, você não sabe quando as frutas foram colhidas, se a polpa foi extraída, se ela andou de fábrica em fábrica após a colheita, e de galpão em galpão após o processamento.

Qual é a vantagem de comprar um suco de fruta aromatizado? Se há aromas artificiais ou sintéticos, isso só significa que as frutas usadas foram tão processadas que o produto final perdeu todo o aroma ou a fruta já era de péssima qualidade desde o início.

INGREDIENTES: SUCOS DE MAÇÃ, FRAMBOESA E LIMÃO (83%), ÁGUA GASEIFICADA, VITAMINA C, AROMAS NATURAIS DE FRAMBOESA E LIMÃO.

A mesma coisa vale para sucos que são resultado da reconstituição em laboratório de todos os componentes que naturalmente deveriam estar presentes, como você pode ver na imagem abaixo. Até as células de laranja!

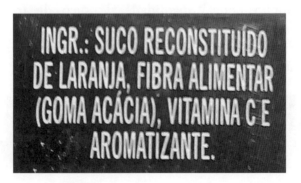

INGR.: SUCO RECONSTITUÍDO DE LARANJA, FIBRA ALIMENTAR (GOMA ACÁCIA), VITAMINA C E AROMATIZANTE.

Infelizmente, há outras indicações que não aparecem na embalagem.

Por exemplo, não há nenhuma exigência para indicar a adição de vitaminas ou minerais que muitas vezes são perdidos durante o processamento do produto. Vale o mesmo para as vitaminas sintéticas que substituíram as naturais.

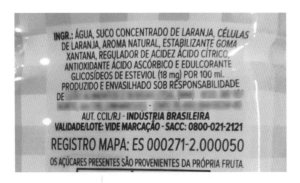

Qual é o interesse de comprar uma água de coco em caixinha quando você se arrisca a comprar "água de coco concentrada reconstituída"? "Reconstituída" a partir do quê? Melhor não saber. Melhor não comprar!

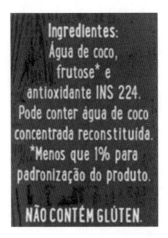

Se o critério da utilidade para o consumidor fosse aplicado estritamente, isso se traduziria na proibição do uso dessas técnicas nos produtos.

Não são saudáveis? Ninguém pode dizer com certeza. A questão é outra: quem precisa disso? A indústria. Você não. Então, evite. Em pequenas quantidades, provavelmente eles são inofensivos, mas, adicionados ao coquetel resultante de todos os alimentos que ingerimos, ninguém pode saber.

A necessidade é questionável. Portanto, evite tanto quanto possível.

5

DE ONDE VEM A MINHA COMIDA?

Saber a origem e a rastreabilidade do que se compra é importante.

Primeiro, isso permite ao consumidor saber quem é o fabricante do produto, saber qual é a sua procedência e entrar em contato com quem fabricou, se necessário. A indicação do lote também ajuda. É um número que faz parte do controle da produção. Caso haja algum problema, o alimento pode ser recolhido ou analisado conforme o lote ao qual pertence.

Segundo, isso permite ao consumidor saber onde ele foi fabricado. Muitos consumidores hoje querem saber de onde vem o alimento, para favorecer a produção nacional ou comprar em circuitos de proximidade.

Consumir algo produzido localmente não pode ser encarado como uma vaga lembrança autárquico-fascista, mas como a escolha de um consumidor educado, informado e consciente do seu papel.

No entanto, deve ser imediatamente esclarecido um mal-entendido: origem nem sempre significa qualidade. Produzir comida de boa

Daniel Bianchi

qualidade é uma arte que exige mais do que simplesmente indicar um lugar de produção na embalagem.

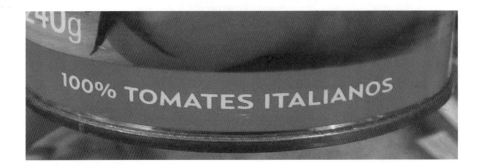

Seria um milagre comparável à multiplicação dos pães e dos peixes, por exemplo, se todos os molhos de tomate comercializados no mundo fossem produzidos na Itália ou com tomates italianos.

Depois de ler atentamente a lista de ingredientes, você deve verificar a proveniência dos alimentos. Comprar os alimentos produzidos no seu próprio país ou região pode ser um incentivo para o desenvolvimento da economia local (circuitos de proximidade), mas não se esconda atrás de considerações ecológicas: reduzir as emissões de carbono? Infelizmente, as embalagens raramente dizem se o feijão que você vai comer foi cultivado nos campos do Quênia ou em uma estufa aquecida a óleo pelos seus vizinhos.

É mais caro consumir a produção local? Depende: se você quer contar com produtos frescos, amadurecidos no pé ou no chão e não durante o transporte, menos processados e sem produtos químicos, o custo será menor para você e para o ambiente.

Conhecer a origem do ingrediente principal de um alimento não é uma mera curiosidade. Isso deve esclarecer algumas ambiguidades em produtos ou marcas que indicam ter uma relação com um lugar que já não é mais o que era a sede histórica da fazenda, ou ainda o berço da receita hoje produzida em outro lugar ou com ingredientes importados. Por que os produtores não querem mencionar em uma caixa de molho que os tomates vêm da China? E o que dizer de um queijo que tem um nome e uma imagem que remetem aos Alpes, mas cujo leite vem de outro lugar? Ou como na imagem a seguir, que usa as cores da bandeira italiana, um nome italiano e usurpa o nome protegido do queijo para vender um produto 100% brasileiro?

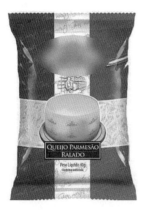

Cuidado com as menções que muitas vezes são legais, mas que podem ser usadas para ocultar outras informações: por exemplo, "importado da Itália", "engarrafado na Itália" ou "embalado na Itália" não significa que o produto é italiano, e muito menos que seus ingredientes são italianos, como essas várias menções podem fazer supor.

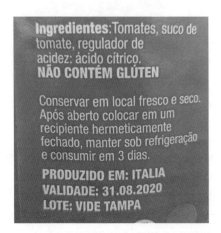

Você compraria um sapato com a menção "tipo Nike" ou uma blusa "tipo Adidas"? Por que, então, comprar queijos que imitam e abusam das denominações protegidas em outros países? Por que o queijo mais vendido é o queijo "TIPO"? Sim, o queijo tipo parmesão, tipo brie, tipo gorgonzola, tipo asiago, tipo provolone... Você pode encontrar inclusive o tipo minas.

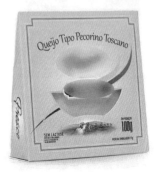

Tudo isso prova que não são queijos originários da região cujo nome está indicado, são cópias. E os imitadores, pelo visto, não conhecem a legislação, a ponto de imitar um queijo como o camembert.

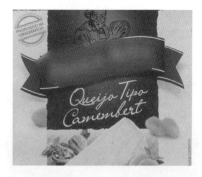

O Brasil tem capacidade para produzir queijos de qualidade. Já tem muitos queijos típicos de algumas regiões, e não somente de Minas Gerais. Prefira os originais, por respeito aos produtores, à qualidade e à origem. E procure os queijos autênticos e tradicionais brasileiros. Eles existem, só estão esperando para encontrar você!

6

QUANTO TEMPO VAI DURAR A MINHA COMIDA?

Há produtos com um longo prazo de validade: álcool, açúcar, sal. Há outros que se conservam bem, graças à ajuda de produtos químicos. Quanto mais produtos químicos, mais eles vão durar. Exceto quando ocorrem reações químicas, sobretudo o contato com o ar: nesse momento nosso "alimento" muda de cor, sabor e forma.

Estima-se que pelo menos um terço dos resíduos domésticos poderiam ser evitados, se os consumidores verificassem o prazo de validade. Em tempos de crise, há que se pensar também sobre seu dinheiro e o ambiente. O tamanho do desperdício de alimentos no Brasil é de cerca de 26 milhões de toneladas por ano.

Você é o primeiro responsável pelo desperdício. Comece por respeitar as dicas para as compras que estão no final deste livro.

Não caia na tentação das ofertas de produtos que estão com a data de validade próximo ao vencimento, do tipo "leve 3 pelo preço de 2", que muitas vezes se encontram em supermercados: você sabe que não precisa daquilo e que o terceiro e até o segundo produto podem acabar no lixo.

Muitas vezes também não é possível verificar se a oferta é verdadeira ou não. No exemplo a seguir, se você acha que está comprando geleia pela metade do preço, errou: trata-se de 50% de geleia a mais, em comparação ao pacote normal da mesma geleia.

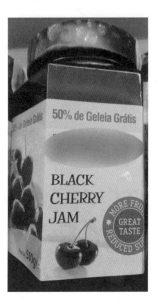

Na Europa há distinção obrigatória entre "consumir de preferência antes de" e "consumir até". A primeira indica a data até a qual o gênero alimentício conserva as suas propriedades específicas nas condições de conservação adequadas. A segunda indica um limite. Depois dele, considera-se que não é seguro consumir o alimento.

No Brasil não há essa distinção clara, mas uma série de expressões seguidas de uma data: "consumir antes de..."; "válido até..."; "validade..." ou "val..."; "vence em..."; "vencimento..."; "vto..." ou "venc..."; "consumir preferencialmente antes de...".

| FAB 13/02/18 |
| VAL 14/05/18 |

O prazo de validade depende da natureza do produto. Há produtos que se conservam por muito tempo. No caso dos produtos perecíveis (iogurtes, preparações de carne, preparações de frutas ou legumes), é tanto maior a validade quanto maior a probabilidade de que aditivos estejam na lista dos ingredientes.

No entanto, é importante verificar a data de vencimento de um iogurte por outra razão. Se a validade é longa, é menor a possibilidade de você estar lidando com um verdadeiro iogurte. Um iogurte tradicional contém fermentos lácticos vivos e, assim, proporciona benefícios para seu intestino. Essa é a razão pela qual esse tipo de iogurte tem uma vida extremamente breve, devendo ser consumido logo. Se a data de vencimento indica meses à frente, isso não significa que os fermentos vão morrer, significa que não há fermento algum e que você comprou uma sobremesa, e não um iogurte saudável.

A falta de diferenciação entre as datas complica a escolha. Mas você pode ser um pouco prático. A data é imperativa para alguns tipos de alimentos. Aplica-se aos alimentos muito perecíveis (carne, ovos, produtos lácteos, refeições) e que, portanto, são suscetíveis a apresentar um perigo imediato para a saúde humana, se forem consumidos após a data indicada. Não se brinca com intoxicação alimentar.

Além disso, é melhor jogar fora o produto, por precaução, mesmo se parecer intacto. Os iogurtes são produtos relativamente estáveis – mesmo alguns dias após o vencimento, em que passam a apresentar um sabor um pouco mais ácido –, então eles ainda podem ser consumidos.

A ideia é que a expressão "consumir preferencialmente antes de" seja para indicar uma data a partir da qual o produto pode perder qualidade, sem se tornar um perigo para a saúde. Esse é o caso de alimentos perecíveis, como óleos, conservas, massas, refrigerantes, biscoitos... Depois da data indicada, não há nenhum risco para a saúde, você pode consumir o produto tranquilamente – com bom senso, claro. Sempre jogue fora os produtos, mesmo que a data de validade não tenha expirado, se eles tiverem fungos, se desprenderem odores suspeitos, se tiverem mudado de cor.

Daniel Bianchi

Todos os produtos são perecíveis, ainda mais se não forem devidamente armazenados. Quem define essas datas? Esse é o problema. É realmente impossível fixar datas por produto sem saber sua exata composição e o método de preparação, porque a adição de aditivos, incluindo conservadores, influencia essa duração. Cabe ao fabricante indicar.

7

TRANSGÊNICO! EU? OU VOCÊ?

É impossível não mencionar o terror do século, a ameaça nuclear que pesa em nossos pratos. Eu poderia ser chamado de "colaborador" da Monsanto, caso não mencionasse os transgênicos. No prato do consumidor europeu eles não são encontrados, a menos que você seja um boi (mais de 90% dos alimentos para o gado são realmente produzidos a partir de transgênicos). Mesmo nesse caso, não há provas de que o DNA modificado permaneça em subprodutos, como o leite ou a carne. Quanto a uma possível contaminação por contato nos campos, é mais perigoso caminhar no dia de aplicação de pesticidas ou esterco do que correr o risco de uma "polinização" por uma criatura alterada da mãe natureza. A comida humana, pelo menos na Europa, não contém transgênicos simplesmente porque a indústria alimentar tem medo da reação dos consumidores e de ONGs. No Brasil, a situação é diferente.

Os transgênicos são organismos, como plantas, animais ou microrganismos (bactérias, vírus), cujo patrimônio genético foi alterado artificialmente a fim de dar-lhes uma nova propriedade (resistência a uma doença causada por uma praga ou inseto, melhoria na qualidade ou valor nutricional de um alimento, aumentar a produtividade das culturas, aumentar a tolerância de uma planta a um herbicida). Sua utilidade está longe da unanimidade. Se tivessem realmente resolvido o problema da fome no Terceiro Mundo ou removido da face da Terra algumas doenças, nós saberíamos.

No caso brasileiro, agora o consumidor sabe se está comprando, por exemplo, um produto que contém transgênico ou se foi produzido com transgênico quando a embalagem traz um "T" dentro de um triângulo amarelo.

Atualmente o legislador brasileiro está avaliando uma proposta de lei para retirar essa obrigatoriedade no caso dos alimentos processados. A razão para isso seria que a presença do DNA transgênico não é detectável por análise em alimentos processados. Isso significa que, caso a proposta seja aprovada, muitos produtos hoje rotulados como transgênicos deixarão de sê-lo. Isso seria um sucesso do lobby agroindustrial e um retrocesso no direito do consumidor de ser informado sobre os alimentos que contêm organismos geneticamente modificados (OGMs) ou que foram produzidos com eles. Especialmente se você pensar na quantidade de produtos processados que contêm derivados de soja ou milho que podem ser transgênicos.

Por exemplo, o consumidor não poderia saber que o que é "tradicional" no molho de tomate aqui ilustrado é o uso de amido modificado de milho transgênico numa das muitas receitas.

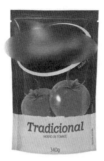

Ele também não apreciaria as informações nutricionais do óleo transgênico na imagem a seguir, que é fonte de vitamina E e rico em ômega 6 – como todo óleo de milho!

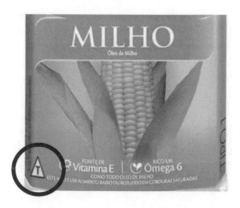

Uma vez desaparecido o "T" de transgênico, o passo, em breve, será ter um produto orgânico-transgênico. Que heresia!

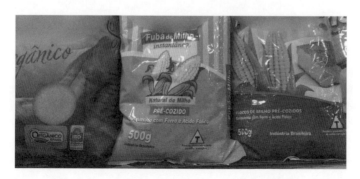

8

VOCÊ É ALÉRGICO? À MENTIRA TAMBÉM?

Para proteger a sua saúde, qualquer produto que contenha alérgenos é sujeito à rotulagem obrigatória para informar o consumidor.

A legislação brasileira impõe a indicação dos alergênicos desde julho de 2016. Os rótulos devem informar a existência de dezessete alimentos: trigo (centeio, cevada, aveia e suas estirpes hibridizadas); crustáceos; ovos; peixes; amendoim; soja; leite de todos os mamíferos; amêndoa; avelã; castanha de caju; castanha-do-pará; macadâmia; nozes; noz-pecã; pistache; pinole; e castanhas, além de látex natural.

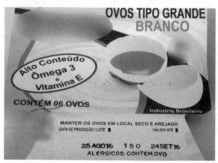

Daniel Bianchi

No rótulo você deve encontrar a informação: "Alérgicos: contém .... (nome comum do alimento que causa alergia)". Os derivados dos alimentos que causam alergia alimentar também devem ser indicados. Tudo isso parece bem justificado. Menos justificada é a indicação que aparece na página anterior: "contém ovo". E o que poderia haver dentro de uma caixa de ovos?

A legislação brasileira impõe também a indicação da presença de glúten. Por que essa indicação aparece também no rótulo de produtos que não contêm nem podem conter glúten, como, por exemplo, o sal, o açúcar, as frutas ou os legumes frescos?

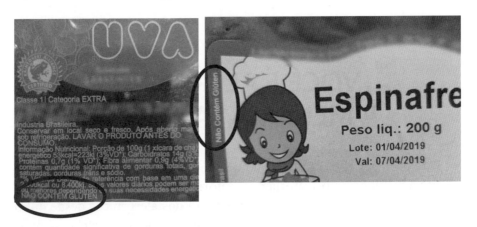

A qual tipo de consumidor essas últimas indicações se endereçam? Deixo para você a resposta.

Já nos casos em que o fabricante não pode garantir a ausência de contaminação cruzada dos alimentos (que é a presença de qualquer alérgeno alimentar não adicionado intencionalmente, como no caso de produção ou manipulação de alimentos diferentes no mesmo estabelecimento), o rótulo deve ter a declaração "Alérgicos: pode conter .... (nomes dos alimentos que causam alergia)".

Veja o exemplo a seguir. O produto contém glúten, leite e derivados de leite e soja e pode conter amendoim, amêndoa, castanha de caju, castanha-do-pará, avelã, aveia, cevada e trigo – um cardápio completo, para não esquecer nada!

Nutrientes	Porção 16g (1 Baton)***	%VD(*)
Valor Energético	89kcal = 370kJ	4%
Carboidratos	8,4g, dos quais	3%
Açúcares	8,1g	**
Proteínas	1,2g	2%
Gorduras Totais	5,6g	10%
Gorduras Saturadas	3,3g	15%
Gorduras Trans	0g	**
Fibras Alimentares	0g	0%
Sódio	13mg	1%

* % Valores Diários com base em uma dieta de 2.000kcal ou 8.400kJ. Seus valores diários podem ser maiores ou menores dependendo de suas necessidades energéticas.
** VD não estabelecido.
*** A porção de referência para Chocolate é 25g.

Ingredientes:
Açúcar, leite em pó integral, manteiga de cacau, gordura vegetal, licor de cacau, gordura anidra de leite, morango em pó desidratado, emulsificantes lecitina de soja, poliglicerol polirricinoleato, aromatizantes e corante natural carmim.

CONTÉM GLÚTEN.
ALÉRGICOS: CONTÉM LEITE E DERIVADOS DE LEITE E SOJA
PODE CONTER AMENDOIM, AMÊNDOA, CASTANHA DE CAJU, CASTANHA DO PARÁ, AVELÃ, AVEIA, CEVADA E DE TRIGO.

Indicar que o alimento tem propriedades medicinais ou terapêuticas, ou aconselhar o seu consumo para melhorar a saúde, para prevenir doenças ou afirmar que tem ação curativa é ilegal.

Uma publicidade nutricional ou de saúde que é enganosa ou falsa pode ter efeitos negativos sobre a saúde do consumidor, encorajando-o a consumir um alimento ou a seguir um tipo de regime alimentar. É por isso que existe uma legislação para definir o escopo das alegações nutricionais e de saúde nos alimentos.

A legislação não estabelece uma lista de alegações que podem constar da rotulagem de alimentos. Assim, as empresas interessadas devem propor um texto para a alegação que será impressa no seu produto, devem comprovar cientificamente as alegações e não induzir o consumidor ao engano.

As alegações podem descrever o papel fisiológico do nutriente no crescimento, no desenvolvimento e nas funções normais do organismo. Podem, ainda, fazer referência à manutenção geral da saúde e à redução do risco de doenças. As alegações não podem transmitir informações que ressaltem efeitos ou propriedades que não podem ser demonstrados.

Os alimentos são registrados na categoria de alimentos com alegações de propriedades funcionais ou de saúde ou na categoria de substâncias bioativas e probióticos isolados.

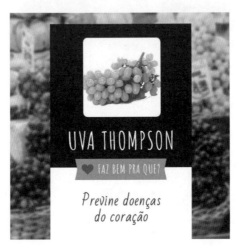

Apesar de solicitar a veiculação de alegações específicas, as empresas podem utilizar textos padronizados, com a condição de cumprir os requisitos específicos.

O texto proposto deve ser verdadeiro, correto e claro, para evitar que o consumidor seja induzido a qualquer tipo de equívoco ou engano em relação às reais características dos alimentos, especialmente quanto à sua composição, propriedades e forma de uso.

Também são contrários à legislação textos que omitam aspectos importantes para a compreensão adequada dos benefícios alegados, ou que induzam a um consumo inadequado do produto.

Se parece normal encontrar na lista de substâncias autorizadas produtos como ácidos graxos, carotenoides, probióticos ou proteínas de soja, existem outros cuja presença parece discutível. Por exemplo, seria admissível pensar que as fibras alimentares ajudam o trânsito intestinal. Mas por que na lista encontram-se aditivos, como a dextrina resistente, a goma guar parcialmente hidrolisada, a polidextrose, a quitosana? E, ainda, adoçantes químicos conhecidos como "polióis", ou seja, açúcares de álcool: manitol, xilitol e sorbitol? E uma substância chamada lactulose figura na lista dos medicamentos essenciais da Organização Mundial da Saúde e também pode ser usada como aditivo alimentar.

Como é possível que um aditivo químico ou de origem vegetal seja chamado de saudável? Ou se trata de medicamento ou se trata de comida; as alegações deveriam ser reservadas a produtos naturais, e não ser aplicadas aos produtos de laboratório – como no caso das fibras, visto que simplesmente substituem as fibras que naturalmente estão presentes em alguns alimentos. Só a indústria ganha com essa confusão entre saúde e técnicas de manipulação das fórmulas para criar alimentos artificiais.

No final, por que pagar mais caro por um produto com alegações, que não faz nada mais do que o produto normal? Durante anos a indústria alimentar surfou sobre as "alegações", inventando a cada dia novas notícias sobre velhos alimentos. É uma pena que uma alegação de saúde possa existir tanto no caso da presença natural de elementos saudáveis quanto no caso de aditivos com efeito equivalente. Você deve se lembrar dos aromas sintéticos idênticos aos naturais. Quem ganha com isso? Você ainda precisa da resposta?

Quer outro exemplo? Leia abaixo. Trata-se de um produto que indica ser fonte de proteínas e um pequeno asterisco remete a um texto em letras menores que diz "como toda farinha de aveia".

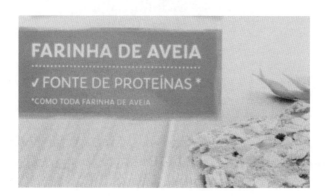

O consumidor não deve ser ingênuo. Especialistas em marketing estão desenvolvendo novas formulações a cada dia para vender a mercadoria, despertar emoções e atrair a atenção do consumidor.

"Faz bem" não é um simples slogan publicitário, parece mais uma alegação de saúde que deveria ser proibida se não for comprovada.

E o que dizer da "informação importante" que aparece nessa mesma embalagem? Creio que você considere normal (e não particularmente importante) que os produtores entreguem os legumes de forma direta. Então por que destacar algo assim?

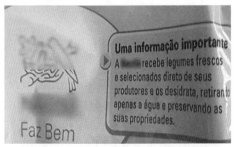

Outro exemplo. Neste, a seguir, quem poderia duvidar de uma alegação de saúde comprovada com a citação de um texto científico?

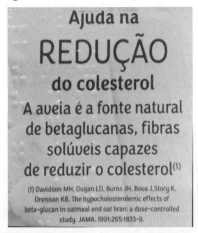

Muito ainda precisa ser feito para regular a publicidade de determinados produtos veiculada sem controle na imprensa ou na Internet em geral. Quantos "artigos" são publicados em revistas de saúde

PARE DE COMER M****

ou de moda acompanhados da menção, em letras pequenas, "Informe publicitário"? Na realidade, o artigo contém publicidade de forma indireta: por exemplo, um artigo que fala de um determinado problema de saúde e que contém referências só a alguns produtos específicos indicando as marcas.

Quantos blogueiros fazem publicidade indireta de algumas marcas ou produtos nos blogs ou nas redes sociais? Há pessoas que vivem do seu blog graças a essa forma de marketing. Elas podem fazer a divulgação de um produto ou marca casando com o assunto a ser discutido na edição do texto/programa, sob a forma de artigos nos sites, como ingredientes da receita do dia, ou simplesmente com uma foto no Instagram mostrando o produto acompanhado de um "like".

Um regime alimentar adequado e variado pode, em circunstâncias normais, fornecer ao ser humano todos os nutrientes necessários ao seu bom desenvolvimento e à manutenção de um bom estado de saúde, nas quantidades estabelecidas e recomendadas por dados científicos geralmente aceitos.

No entanto, em circunstâncias especiais, ou por modismo, o consumidor se lança à procura do elixir da juventude. Existe um número crescente de produtos lançados no mercado sob a forma de alimentos que constituem uma fonte concentrada de nutrientes e são apresentados como complemento aos nutrientes ingeridos em um regime alimentar normal.

Muitas vezes são comercializados sob a forma de cápsulas, pastilhas, comprimidos, pílulas, pó, ampolas, frascos com conta-gotas e outras formas similares de líquido ou pó, a serem tomados em unidades de quantidade reduzida. Na realidade, além de parecerem ser fármacos, os complementos alimentares não devem ter efeitos farmacológicos, nem devem prevenir ou tratar doenças. Mas pretendem ajudar a resolver alguma insuficiência.

O número de farmácias não autorizadas que se encontram na Internet demonstra como é fácil ser vítima de fraude ou, pior, vítima de envenenamento por produtos "naturais", mas que não são. Muitas vezes, esses produtos contêm substâncias ativas, ou seja, as moléculas que entram na composição de alguns medicamentos. Os fabricantes desses produtos têm todo o interesse em que as suas poções produzam um verdadeiro efeito mágico.

Você acha que ingerir um produto aparentemente inofensivo será vantajoso para a sua saúde? Você acha que esse produto não pode fazer mal? Na verdade, ele pode justamente fazer muito mal.

E, no caso de estar doente, pode ser que você, numa consulta, não indique ao médico que consumiu um suplemento alimentar banal, e o médico necessitará de tempo para detectar a fonte dos seus problemas e tratá-los. Uma dica: utilize somente os medicamentos prescritos por um médico e não trate doenças com produtos comprados pela Internet.

Os conselhos da vovó continuam atuais: não se emagrece com infusões de ervas milagrosas. E, embora sua avó vivesse numa época em que a pequena pílula azul ainda não existia, também parece difícil acreditar que as mesmas ervas tenham efeitos eréteis.

Mas, voltando aos suplementos, você precisa ficar atento: as embalagens fazem sonhar! Imagens sugestivas, cores vivas, marcas com nomes encantadores...

Trata-se de um mercado muito lucrativo. O Brasil é o terceiro maior mercado de suplementos alimentares do mundo, depois dos Estados Unidos e da Austrália. As vendas no mundo dos suplementos dietéticos são superiores a 1,5 bilhão de dólares (quase 5 bilhões de reais) por ano.

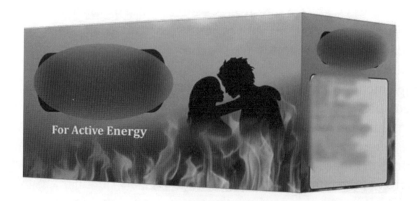

9

UM CONSUMIDOR "EM ATMOSFERA MODIFICADA"

As condições especiais de conservação ou de uso de um produto são indicadas na embalagem para ajudar o consumidor. Mas também aparecem outras indicações que podem deixá-lo perplexo. Por exemplo, alimentos cuja durabilidade foi estendida por gases na embalagem devem ter a indicação "embalado em atmosfera modificada" (EAM).

A embalagem em atmosfera modificada é um método de conservação de alimentos que aumenta a validade comercial, diminui perdas com sua deterioração e facilita a comercialização dos diferentes produtos. Os seguintes gases são usados em diferentes composições e ensaios: oxigênio (O_2), dióxido de carbono (CO_2) e nitrogênio (N_2). Não há risco no consumo de alimentos embalados com atmosfera modificada.

A lista desse tipo de menção é longa. Ela inclui o termo "aditivos", que engloba todos os produtos de síntese química ou natural que são "adicionados" aos alimentos – na realidade, os aditivos são os verdadeiros constituintes do alimento, porque permitem ao alimento industrial existir graças às características de cada aditivo. Já vimos "os sintéticos

Daniel Bianchi

idênticos aos naturais". Mas os aditivos permitem dar forma, cor, aroma, cheiro e substância à produção industrial, que, por causa do processo de fabricação, perdeu essas características no caminho.

No rótulo do produto a seguir, vamos pensar: se tal produto tem cebola, alho, pimenta e orégano, para que realçador de sabor (glutamato monossódico)?

INGREDIENTES: Carne mecanicamente recuperada de frango, água, farinha de milho, pele de frango, proteína vegetal de soja, gordura vegetal hidrogenada, fécula de mandioca, especiarias naturais (extrato de tomate, cebola, pimenta, alho, orégano, pimenta branca, tomate), sal, farinha de trigo, estabilizante tripolifosfato de sódio, realçador de sabor glutamato monossódico, aroma natural de queijo, antioxidante eritorbato de sódio e espessante carragena. **CONTÉM GLÚTEN.**

| INFORMAÇÃO NUTRICIONAL - Porção de 50 g (2 unidades) | | Conservação Doméstica |

Você notou outros ingredientes "típicos" na lista?

Tem gente que acredita que está comendo peito de frango. Já deveria ficar feliz em saber que o empanado vendido como "empanado à base de carne de frango" contém "pele de frango". Sim, a pele de frango é um ingrediente típico desses produtos. Naturalmente, na embalagem o produtor evidenciará a presença de frango, mas na lista dos ingredientes ele não pode mentir.

E o que é a "carne mecanicamente recuperada"? Se você acha que é carne retirada dos ossos do frango por processo mecânico e moderno em vez do método antigo, manual e perigoso, está enganado.

Trata-se de um processo que consiste em jogar em uma máquina industrial todos os ossos de frango, depois de ter retirado o peito e as coxas inteiras, com a pele, as plumas, os pés, o bico e a cabeça. O resultado é uma massa esmagada que tem sabor de frango e restos de carne.

Se não houvesse o empanado ou lasanha para rechear, essa "carne" seria descartada. Na hora de informar o consumidor, o produto é chamado de "carne recuperada mecanicamente"! Ela existe nos sabores carne bovina e peixe. A versão "marinha" contém a pele, a espinha e as nadadeiras "recuperadas" do peixe.

Pode ser que você não saiba que o lema da indústria alimentar é a famosa lei da física: "Nada se cria e nada se perde, tudo se transforma".

Falando de física, matéria e energia, você já encontrou em um rótulo a expressão "alimento tratado por processo de irradiação"?

PARE DE COMER M****

A irradiação de alimentos é o processo de exposição de alimentos à radiação para destruir microrganismos, bactérias, vírus ou insetos que possam estar presentes nos alimentos. Comida irradiada tem um prazo de validade mais longo. Não se torna radioativa, mas, em alguns casos, pode sofrer mudanças químicas. O tratamento pode prover um efeito similar ao da pasteurização, como no caso do leite. Por isso a indústria usa também o termo "pasteurização fria" para descrever a irradiação de alimentos. Pasteurização e irradiação são processos fundamentalmente diferentes; felizmente o legislador escolheu o primeiro termo.

No produto a seguir você pode se perguntar se é mais perigosa a irradiação ou a composição química do produto resultante do uso de 33 ingredientes combinados com 18 (sim, 18!) aditivos em um só alimento.

> Ingredientes da massa: Farinha de trigo enriquecida com ferro e ácido fólico (mínimo 60%), gordura vegetal, fécula de mandioca (máximo 16,5%), sal, reguladores de acidez carbonato de potássio e carbonato de sódio, estabilizantes tripolifosfato de sódio, pirofosfato tetrassódico e fosfato de sódio monobásico e corante beta-caroteno. Ingredientes do tempero em pó: Farinha de arroz, sal, açúcar, preparado condimentado sabor queijo suíço, condimento preparado queijo, composto lácteo, preparação alimentícia sabor queijo parmesão, condimento preparado sabor requeijão, amido modificado, queijo em pó sabor gorgonzola, preparado condimentado sabor queijo*, condimento preparado sabor queijo disperso em sal*, condimento à base de extrato de levedura e sal, alho em pó*, noz-moscada em pó*, condimento preparado pimenta*, gordura vegetal, realçadores de sabor glutamato monossódico, inosinato dissódico e guanilato dissódico, aromatizante e antiumectante dióxido de silício. *ALIMENTO TRATADOS POR PROCESSO DE IRRADIAÇÃO. Pode conter traços de aipo, ovo, soja, camarão, peixe, mostarda e gergelim. CONTÉM GLÚTEN.

Existe uma diferença, e não é pouca, entre um pão integral, um pão com farinha integral e um pão que parece integral.

> INGREDIENTES: **farinha de trigo** fortificada com ferro e ácido fólico, açúcar, óleo vegetal de soja, **glúten**, sal, vinagre, emulsificantes: mono e diglicerídeos de ácidos graxos, estearoil-2-lactil lactato de cálcio e polisorbato 80, conservadores: propionato de cálcio e ácido sórbico e melhoradores de farinha: fosfato monocálcico e ácido ascórbico.

Você pode descobrir isso lendo a lista de ingredientes de um pão que parece integral. Ao fazê-lo, poderá verificar não somente que o pão NÃO é integral, como possui mais farinha normal que propriamente farinha de trigo integral. Em outros tipos de pão, o esquema é diferente: a farinha integral não aparece, mas há indicação de presença de grãos de cereais, para confundir o consumidor. Um verdadeiro pão integral deve ser feito com farinha de trigo integral. Um punhado de grãos de cereais não é suficiente para conferir a qualidade "integral" a um pão.

Você pode ver também a lista dos ingredientes de um pão integral de tipo industrial que é encontrado normalmente nos supermercados.

O outro ingrediente que se esconde na lista é o açúcar. Depois que a atenção dos nutricionistas e do legislador se concentrou nas calorias, os industriais mudaram a estratégia: o açúcar mudou de nome. Atualmente ele pode ter vinte denominações diferentes nas listas dos ingredientes dos alimentos.

Conheça alguns "pseudônimos" utilizados:
– glucose de milho
– lactose
– xarope de malte
– glicose
– frutose
– néctares
– açúcar cristal
– sacarose
– açúcar de confeiteiro

PARE DE COMER M****

- açúcar mascavo
- açúcar bruto
- mel
- açúcar branco/refinado
- melaço/melado
- caldo de cana
- dextrose
- maltose e xarope de milho
- maltodextrina

Assim é mais difícil para o consumidor descobrir que está comprando um monte de açúcar e não um alimento equilibrado.

Para um regime equilibrado é importante que todo o açúcar consumido em um dia seja conhecido, especialmente em um país como o Brasil, cujo consumo anual por habitante é estimado em mais de 50 kg, quando na Europa é menos da metade (23 kg).

É engraçado pensar que o açúcar só começou a adentrar as cozinhas do mundo no século XVII. Antes disso, as pessoas se alimentavam normalmente e viviam sem ele. Uma prova a mais de que o açúcar de que realmente precisamos é aquele encontrado naturalmente, principalmente nas frutas e cereais, e não o adicionado aos alimentos industrializados.

"Nova receita!", "Exclusivo!", "Para você" (e milhões de outros consumidores). Não confie nesses tipos de menção, geralmente não comprováveis.

Há fabricantes que também usam expressões ambíguas ("bom sabor", "natural", "puríssimo"), para criar confusão entre a marca e as qualidades do produto.

Não confie também em menções de origem imprecisas, vagas. "Embalado em...", "importado de...", "engarrafado em..." significam o que significam. Se o produto fosse originário do país indicado, o produtor o indicaria sem hesitar!

Mesmo a menção "Made in..." (fabricado em) só significa que a última transformação substancial ocorreu no país indicado, mas nada revela sobre a origem dos ingredientes principais do produto.

Se olhar com atenção os detalhes do produto biscoito recheado ilustrado a seguir, você ficará curioso de experimentar o "famoso" chocolate alpino. Já está com água na boca imaginando que o biscoito, riquíssimo em açúcar, contém o cacau dos Alpes. Infelizmente é o sabor de um ingrediente que não existe.

A prática, legal no Brasil, de também destacar a ausência de componentes que já não existem em alimentos de igual natureza, induz o consumidor ao erro.

"Óleo sem colesterol" não é uma menção correta, porque óleos vegetais não apresentam colesterol em sua composição. Mas a menção certa – "Óleo sem colesterol, como todo óleo vegetal" – coloca em questão a utilidade dessa informação.

A mesma coisa pode acontecer com o termo "light". Isso indica um tipo de informação nutricional complementar que significa "reduzido". Assim, um alimento pode ser "reduzido" ou "light" em valor energético, açúcares, gorduras totais, gorduras saturadas, colesterol e sódio. Para um alimento ser considerado reduzido ou light em valor energético ou em algum nutriente, é necessária uma redução de no mínimo 25% no valor energético ou no conteúdo do nutriente objeto da alegação em relação ao alimento de referência ou convencional (na Europa, exceto para o sódio, a redução deve ser de no mínimo 30%). O problema é que a expressão "light" não necessariamente significa que o produto é reduzido em gordura em termos absolutos, mas somente em comparação a um produto similar do mesmo fabricante. E as indicações "não contém...", "sem adição de..." não significam que não haja outros nutrientes em excesso. Fique atento à tabela de informação nutricional.

light
biscoito doce leite maltado light

Você já encontrou alimentos que destacam as indicações "feito com ingredientes naturais" e "não contém agrotóxicos". A embalagem chama a atenção para "carbono neutro", "sustentabilidade", "embalagem reciclável", além de outras referências à "natureza" do produto. Infelizmente, muitas delas são clichês empresariais ou ambientais da moda, talvez para ocultar a quantidade de açúcar embutido. Muitas vezes é pura propaganda, porque você não pode verificar as informações por si próprio, nem existe indicação de organismos independentes de fiscalização de tais promessas.

SEM AGROTÓXICOS

sem adição de:
água
açúcar
conservantes

Só a indicação de "orgânico" oferece garantias do respeito a uma produção natural menos agressiva ao organismo e ao meio ambiente do que uma que não seja. Quanto aos agrotóxicos, a indústria química tenta chamá-los de "defensivos agrícolas". Ou seja, mais um exemplo de marketing terminológico.

Nos rótulos dos alimentos não podem ser utilizadas as expressões "sem aditivos", "sem conservantes", "produto natural", "puro", "original" ou equivalentes, pois as definições para essas expressões não estão previstas na legislação vigente e podem induzir o consumidor a engano quanto à verdadeira natureza do produto. Verifique sempre a lista dos ingredientes para confirmar a ausência desses "intrusos".

Daniel Bianchi

SEM ADIÇÃO DE ÁGUA, SEM ADIÇÃO DE AÇÚCAR, SEM CONSERVANTES.

Se você procura produtos naturais, não confie no aspecto de frescor de frutas e legumes previamente cortados. É melhor não comprá-los, mesmo com o atrativo de um preço menor comparado ao dos mesmos alimentos vendidos inteiros. Uma boa razão para não levá-los para casa é que esses produtos cortados são previamente submetidos a tratamentos para prevenir a oxidação que ocorre naturalmente nas peças expostas ao ar. Para o consumidor não levar um produto com cor amarelada ou acastanhada – que obviamente não é atrativa –, diferentes técnicas são usadas nas partes já cortadas de saladas ou nos pedaços de frutas prontos para consumir. Elas variam do uso de água com uma temperatura de 45º C a 50º C (o que permite manter as cores atraentes e inativar as enzimas de oxidação) à luz pulsada (que descontamina o alimento, mantendo as propriedades organoléticas), além do uso de ozônio ou de ácidos orgânicos, tais como ácido cítrico, ácido acético e ácido láctico.

Sulfitos também são utilizados como meio de prevenção do escurecimento em frutas e legumes frescos, inteiros ou pré-cortados, processados por imersão, spray ou fumigação.

Finalmente, sabe por que é imperativo manter a refrigeração de um alimento? O frio retarda ou até mesmo bloqueia a proliferação de microrganismos que podem ser a causa de intoxicação alimentar e permite manter os alimentos saudáveis, com qualidades nutricionais e com sabor. Portanto, não esqueça, durante as compras, de colocar os alimentos refrigerados ou congelados em uma bolsa térmica para mantê-los frios. Pegue esses produtos no último minuto, antes de se dirigir ao caixa. Estabeleça o tempo máximo de transporte. Quando chegar em casa, armazene-os rapidamente na geladeira ou no freezer. Respeite a temperatura máxima indicada no rótulo. Fabricantes de alimentos fixam a data de consumo tendo em conta essa temperatura de conservação.

Nunca volte a congelar um alimento descongelado. Por quê? Voltar a congelar um produto descongelado promove a proliferação de bactérias. Normalmente o resfriamento destrói a maioria das bactérias. No entanto, algumas delas são resistentes e o frio para ou retarda o seu crescimento. Para as bactérias ainda vivas, o descongelamento é o momento certo para a proliferação. Por essa razão, os alimentos descongelados devem ser consumidos logo que possível.

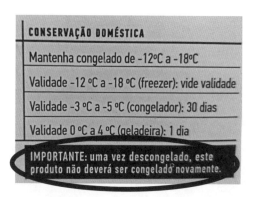

Essa proliferação é maior quando o alimento é cozido em baixa temperatura ou ainda mais acelerada durante um longo descongelamento à temperatura ambiente. Recongelar significa voltar a congelar alimentos "enriquecidos" em bactérias, que se multiplicam ainda mais no degelo seguinte. Se houver bactérias patogênicas, elas podem causar intoxicação alimentar grave.

10

COMO ENTENDER A EMBALAGEM COM CLAREZA?

Deixar o papel de informar o consumidor nas mãos da indústria não seria somente contrário à Constituição brasileira, mas também seria como deixar a gestão do armazenamento do queijo aos ratos.

Só o legislador pode intervir! De duas maneiras complementares: por meio de uma política de educação ou da imposição de modelos de hábito alimentar.

É falso dizer que todas as medidas a serem adotadas trariam custos insuportáveis e que, no final, o custo seria transferido ao consumidor.

Há uma falsa ideia de que investir em informação para os consumidores, fornecendo alimentos naturais e de qualidade, aumenta os custos e que nem todos os consumidores estariam preparados para pagar por isso. Você pode imaginar os interesses que estão por trás dessas ideias. A ideia de que a comida deve ser sempre mais barata precisa levar o consumidor a refletir.

Daniel Bianchi

É claro que tudo tem um custo. "Exceto os valores", como dizia o filósofo Nietzsche.

O importante é a conscientização do consumidor e do seu poder. Para isso, não há coisa melhor que uma boa educação alimentar. Os esforços feitos pelo governo brasileiro que resultaram no *Guia Alimentar para a População Brasileira* renderam elogios do mundo inteiro. Esse documento apresenta um conjunto de informações e recomendações sobre alimentação que objetivam promover a saúde de pessoas, famílias e comunidades e da sociedade brasileira como um todo.

O *Guia* ousa colocar no topo da lista das recomendações os princípios de que a alimentação é mais do que ingestão de nutrientes e atrai a atenção do consumidor para um consumo alimentar social e ambientalmente sustentável de alimentos *in natura* ou minimamente processados.

Entretanto, as recomendações desse *Guia* não são mais suficientes. Por um lado, obter "informação adequada e clara sobre os diferentes produtos e serviços, com a quantidade, características, composição, qualidade, preço e riscos que apresentam", tal como previsto no Código de Defesa do Consumidor (CDC), é um direito básico dos consumidores. Por outro lado, pesquisas feitas pela Agência Nacional de Vigilância Sanitária (Anvisa) ou por associações de consumidores mostram que as regras existentes de informação nutricional nos rótulos dos alimentos no Brasil não garantem o direito à informação sobre sua composição e qualidade nutricional, devido a vários problemas de compreensão do conteúdo e exibição de mensagens contraditórias na frente da embalagem.

Não fazer nada é negligência, diante da situação grave da saúde da população brasileira. As mesmas razões dramáticas levaram o Chile a adotar novas regras radicais.

A lei do Chile pode ser considerada de vanguarda sob diferentes aspectos. Ela decreta a interdição de venda e de publicidade de alimentos muito calóricos ou com excesso de alguns nutrientes (gordura saturada, sal e açúcar) nas escolas de ensino fundamental. A interdição se aplica também à publicidade (em particular com uso de gadgets, jogos, adesivos de personagens animados da televisão) e à distribuição gratuita desses alimentos a crianças menores de 14 anos. As escolas têm a obrigação de organizar cursos de educação alimentar e esportiva. No rótulo dos alimentos, a lei impõe que se indique, dentro de um octógono escuro com letras brancas, colocado na frente do pacote, o conteúdo em excesso de calorias, gordura saturada, açúcares e sal. É como a placa de trânsito "Pare". O uso dessas regras e cores tem como resultado estigmatizar certos produtos. Essa marcação ajuda os consumidores a identificar imediatamente o produto cujo conteúdo seja rico em gordura, açúcar ou sal. Nenhum refrigerante (com exceção de light ou zero) e nenhum cereal de café da manhã (exceto os não processados), no momento da adoção da lei no Chile, fugiu ao octógono preto.

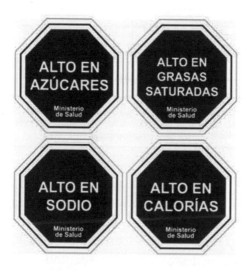

A informação nutricional na forma de uma tabela é obrigatória no Brasil. A sua leitura é importante porque, a partir das informações nutricionais, você pode fazer escolhas mais saudáveis para você e sua família.

O problema é que a tabela é tão complicada que é preciso um diploma de nutricionista para ler e compreender as informações, sabendo que ela também é enganadora, porque só fornece o conteúdo de 4 ou 5 nutrientes, comparados aos mais de 40 de que o organismo precisa por dia.

Você também precisa de cálculos para compreender o porcentual de valores diários (% VD). Esse é um número em porcentual que indica quanto o produto em questão apresenta de energia e nutrientes em relação a uma dieta de 2.000 calorias.

INFORMAÇÃO NUTRICIONAL Porção de 30 g [1 colher de sopa cheia]		
Quantidade por porção		%VD (*)
Valor energético	170 kcal = 711 kJ	8
Carboidratos	8,0 g	3
Proteínas	12 g	16
Gorduras totais	10 g	18
Gorduras saturadas	2,5 g	11
Gorduras *trans*	0 g	-
Fibra alimentar	1,0 g	4
Sódio	194 mg	8
(*)%Valores Diários de Referência com base em uma dieta de 2000 kcal, ou 8400 kJ. Seus valores diários podem ser maiores ou menores dependendo de suas necessidades energéticas.		

O Brasil tem a oportunidade de adotar o modelo chileno. A Aliança pela Alimentação Adequada e Saudável (http://alimentacaosaudavel.org.br), que agrupa associações de consumidores (incluindo o Instituto Brasileiro de Defesa do Consumidor – Idec) e universidades, lançou um manifesto nesse sentido e adaptou o modelo chileno aos padrões brasileiros.

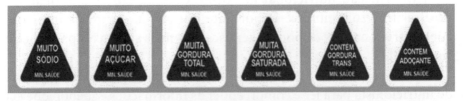

A Anvisa está relutando, pois não há dados disponíveis que provem a eficácia de um modelo ou de outro. O intervalo de tempo das experiências é bastante limitado, e, se considerarmos os limites de tais modelos (o caráter voluntário para sua confecção e o fato de existirem milhões de

PARE DE COMER M****

consumidores iletrados), ficamos pelo meio do caminho. Apesar disso, os últimos dados disponíveis provam a eficácia do modelo chileno entre as classes mais ricas, e não para todos os produtos.

O Brasil poderia optar por um esquema revisado, baseado na experiência do professor brasileiro Carlos A. Monteiro. O sistema seria menos estigmatizante do que o modelo chileno, mas ainda exporia alimentos ultraprocessados de forma mais direta do que os suaves sistemas europeus.

Os modelos de informações nutricionais com base nas cores não são eficazes quando a informação é complexa. O semáforo nutricional defendido pela indústria também não, porque permite manipulação. Exemplo: alguns fabricantes indicam a cor com base numa determinada porção; garanto que eles vão escolher aquela quantidade que lhes permita obter a cor verde (ou amarela), independentemente do conteúdo do pacote que o consumidor irá consumir na sua totalidade. Outra desvantagem é o fato de que a cor não é um indicador de qualidade de um produto (o que, claro, não depende da presença de sal, açúcar ou gordura), nem de sua produção "artesanal" ou "industrial" (que depende da presença ou ausência de transgênicos, aditivos, aromas ou processos altamente técnicos). Na realidade, é a melhor maneira de promover produtos industriais, em que, ao contrário de produtos compostos de um único ou poucos ingredientes, os muitos componentes da formulação podem ser diferentemente trabalhados em suas porções ou substituídos por produtos químicos.

Um sistema eficaz, transparente e educacional deve permitir o reconhecimento dos produtos que não usam nenhum ingrediente químico (aditivos e aromas artificiais em primeiro lugar) e que não tenham sido objeto de processos altamente industriais. A marcação em cores, não importa o que dizem os seus defensores, não permite identificar os alimentos "bons" ou "ruins".

Os produtos ultraprocessados são caracterizados por uma longa lista de ingredientes que inclui elementos que normalmente você não pode obter com facilidade, a menos que seja um empresário ou um químico (por exemplo, óleo hidrogenado, proteínas hidrolisadas, maltodextrina, açúcares invertidos, amidos e xaropes para usos variados). Ou, ainda, produtos que foram submetidos a processos altamente tecnológicos que não estão disponíveis em sua cozinha, mas sim em um laboratório (por exemplo, irradiação, recombinação, adição ou subtração de componentes).

A indústria será capaz de manipular as fórmulas de um produto ao subtrair calorias, gordura e açúcar, enquanto adiciona aromas e conservadores e envia o produto para tratamentos a fim de imitar o alimento representado na foto da embalagem. Esses produtos são relativamente baratos e especialmente preparados para consumo imediato ou para serem aquecidos no micro-ondas, dando-lhe a ilusão de que o tempo ganho contribuiria para o seu bem-estar. Tudo é apresentado em embalagens atraentes, cobertas com imagens atrativas e, provavelmente, alegações de saúde e um código de cor. Tais produtos geralmente pertencem àquela dúzia de multinacionais que controlam a produção de alimentos do planeta.

Em vez de referir os perfis nutricionais que podem ser manipulados ou criados artificialmente por processos industriais e não têm nada a ver com a qualidade de um produto, seria muito mais fácil distinguir, no rótulo, a comida em três categorias e cores, em um processo baseado na versão simplificada do modelo desenvolvido no Brasil pelo professor Monteiro, que sugere quatro grupos de alimentos, com base no seu grau de transformação: alimentos frescos, ingredientes de cozimento, alimentos processados e ultraprocessados:

- Tradicional ou natural: cor verde (sem nenhum conservante ou aditivo ou transgênicos, açúcares ou vitaminas adicionados e nenhum tratamento – tais como a substituição de componentes de um ingrediente, injeção de água, irradiação – para além da simples mistura de ingredientes ou de cozimento ou congelamento).
- Processado: cor amarela (com incorporação de aditivos, aromas ou corantes ou que tenha passado por algum processo industrial).
- Ultraprocessado: cor vermelha (incorpora mais de cinco aditivos, conservantes, incluindo todo o processo industrial).

PARE DE COMER M****

Essa proposta tem a vantagem de ser simples e útil, porque pretende incentivar os consumidores a usar ingredientes básicos e, portanto, a redescobrir a boa comida e princípios alimentares saudáveis. A indústria de alimentos, na sua corrida por lucro, perde de vista esses princípios: a boa comida está agora confinada a programas televisivos, o comer "saudável" é o resultado de manipulação de laboratório e rotulagem alusiva ("light", "zero" e hoje o "verde" dos códigos). A solução está no cerne do problema: promover uma dieta equilibrada com uma educação alimentar.

Mas o legislador brasileiro não é uma entidade abstrata que impõe regras a partir da mítica cidade de Brasília. Sem a contribuição do "cidadão consumidor", nenhuma dessas regras faria sentido. O consumidor deve estar ciente do seu poder. Ele não tem de se contentar com um alimento reconhecido como bom em virtude da ausência de componentes ou resíduos nocivos (pesticidas, antibióticos). Em vez disso, deve exigir que cada alimento tenha o sabor e os nutrientes que deve ter naturalmente. No entanto, a maioria dos produtos transformados são a reconstituição do produto natural com a adição de aromas e aditivos, graças ao emprego de técnicas e procedimentos de manuseio de ingredientes que são subtraídos para serem repostos, desidratados para serem reidratados, tratados termicamente por perder suas vitaminas para serem revitaminados, acidificados, adoçados...

Todas essas incríveis misturas químicas podem, por um lado, respeitar o perfil nutricional dos alimentos ditos em conformidade com as regras e, por outro lado, perfeitamente imitar a aparência, o sabor e o aroma dos pratos mais típicos, sem conter os ingredientes mais típicos.

Uma dieta equilibrada baseia-se em comer alimentos variados e em quantidades razoáveis de cada um deles. O equilíbrio é adquirido com a educação. A educação requer boas informações. Essa é a verdadeira batalha para os consumidores e o ponto de referência para qualquer sistema de informação. É por isso que a legislação deve permitir que os consumidores sejam capazes de distinguir os ingredientes "naturais"

Daniel Bianchi

(que se espera sejam encontrados em alimentos básicos por tradição ou simples lógica) dos ingredientes "industriais" ou "artificiais".

A proteção da saúde pública e dos consumidores é um princípio universal. As soluções já encontradas em um país podem ser compartilhadas para orientar as escolhas razoáveis dos legisladores nacionais, porém de interesse do consumidor.

Todos nós morreremos um dia, é certo, mas é mais provável morrer por causa de maus hábitos alimentares e estilo de vida do que em virtude do consumo de transgênicos, pesticidas ou aditivos nos alimentos.

Exagerando, mas não muito, hoje, qualquer produto alimentar industrial é tão manufaturado ou fabricado pelo homem quanto um microchip ou a gasolina que sai de uma refinaria.

Já notou que alguns fabricantes de refrigerante estão começando a abandonar a adição de aspartame na composição de suas bebidas? Teriam antecipado o próximo escândalo alimentar? Ou estariam cuidando da saúde de seus clientes? Veja o que está acontecendo com o tabaco. Embora fumar seja reconhecido como a causa de doenças cancerígenas e mortais, o Estado lucra com a alta arrecadação de impostos sobre a venda de cigarros e escandalosamente tenta limpar sua consciência por meio do aumento de preço ou de imagens chocantes. A campanha publicitária mais desagradável da história aparentemente não tem efeito. Uma proibição pura e simples seria a solução, com acompanhamento médico para os dependentes. Obrigado pela hipocrisia de nossos políticos.

Na alimentação diária, é sem sentido a proibição de um ou outro alimento. Como mencionado no início do livro, o segredo é o equilíbrio: só comer produtos com um logotipo verde baseado em critérios aproximados não garantirá nunca uma dieta equilibrada. O equilíbrio vem por meio da educação.

Por que não dar uma última dica, tão velha quanto o mundo? Variar as marcas e os locais de compra, comer um pouco de tudo, com ênfase em frutas e vegetais frescos, sem esquecer a proteína animal. Assim você pode minimizar o risco, como ensinado pelo intrépido Mitrídates, que tomava pequenas doses de veneno a cada dia para imunizar-se. Nada diferente de uma aplicação antecipada do princípio de precaução, enquanto se aguarda a legislação introduzir um princípio que deveria inspirar a defesa do consumidor: não permitir nenhum método de tratamento ou ingrediente ou componente que não tenha utilidade direta e imediata para o consumidor e para a sua saúde.

Dicas para as compras

- Prepare uma lista de compras. Mas não tenha pressa. A alimentação deve ser um prazer, não só uma necessidade: você vai fazer economia, além de cuidar da saúde escolhendo produtos bons, com ideias de receitas simples e saborosas para convidar a família ou os amigos (não virtuais) para uma refeição saudável.

- Verifique sempre os prazos de validade.

- Compare o preço de pacotes menores e não se deixe tentar pelas ofertas do tipo "leve 3 e pague 2": você sabe que não precisa!

- Leia a lista dos ingredientes: quanto menor ela for, melhor é o produto.

- Observe a ordem dos ingredientes: eles são apresentados em ordem decrescente de peso, permitindo-lhe descobrir se a imagem que aparece na embalagem tem um quê de verdade.

- Devolva à prateleira os produtos que contêm muitos ingredientes industriais (aditivos, aromas etc.) ou que foram submetidos a processos industriais (desidratados, esterificados, recombinados, irradiados).

- Os sabores naturais sempre são especificados, os artificiais, não. É melhor sem esses aromas!

- Prefira circuitos próximos de produção e venda dos alimentos e verifique a origem do produto: viagens longas não trazem benefícios ao sabor.

- Escolha produtos da época.

- Não se esqueça de levar uma sacola térmica se você tiver que comprar produtos congelados, e também sacolas reutilizáveis se planeja fazer algo a mais para o planeta!

Links úteis

- Conselho Nacional de Segurança Alimentar e Nutricional (Consea): http://www4.planalto.gov.br/consea
- Aliança pela Alimentação Adequada e Saudável: https://alimentacaosaudavel.org.br/
- Observatório de Publicidade dos Alimentos (OPA): https://publicidadedealimentos.org.br/
- Instituto Brasileiro de Defesa do Consumidor (Idec): https://idec.org.br/
- Movimento Slow Food: http://www.slowfoodbrasil.com/
- ACT Promoção da Saúde: http://actbr.org.br/
- IBFAN (Rede Internacional em Defesa do Direito de Amamentar): http://www.ibfan.org.br/site/
- Movimento Põe no Rótulo : http://www.poenorotulo.com.br/
- Associação Brasileira de Saúde Coletiva (Abrasco): https://www.abrasco.org.br/site/
- OPSAN (Observatório de Políticas de Segurança Alimentar e Nutricional): https://fs.unb.br/opsan/
- FORC (Food Research Center, USP): http://www.usp.br/forc/index.php